SALUD Y CALIDAD DE VIDA

SALUD Y CALIDAD DE VIDA

LA HIPERTENSIÓN

CAROLINE SHREEVE

ONIRO

Este libro no puede sustituir a un profesional de la salud. El lector debe consultar a un médico sobre cualquier tema relacionado con la salud, y en particular cuando se trate de síntomas que precisen diagnosis o atención médica.

Título original: *High Blood Pressure*
Publicado en inglés por Thorsons, de Harper Collins Publishers Ltd.

Traducción: Bibiana Lienas

Diseño de cubierta: Imagen Gráfica Studio

Distribución exclusiva:
Ediciones Paidós Ibérica, S.A.
Mariano Cubí 92 – 08021 Barcelona – España
Editorial Paidós, S.A.I.C.F.
Defensa 599 – 1065 Buenos Aires – Argentina
Editorial Paidós Mexicana, S.A.
Rubén Darío 118, col. Moderna – 03510 México D.F. – México

1ª edición, 1998

ISBN: 84-89920-25-7
Depósito legal: B-12.412-1998

Impreso en Novoprint, S.A.
Calle de la Técnica, s/n. – 08547 San Andrés de la Barca – Barcelona

Impreso en España – *Printed in Spain*

A John Poncia, con afecto

Índice

II. Disminución de la presión arterial con métodos naturales

Introducción

Sí, aunque en este momento le parezca mentira, usted puede lograr que su presión arterial disminuya de una manera natural y segura. Los métodos de autoayuda pueden disminuir una hipertensión leve o moderada, o contribuir a que su médico le recete dosis más bajas de los fármacos antihipertensivos que tal vez necesite.

En el pasado, muchos charlatanes de tres al cuarto, cuyos milagrosos remedios sólo resultaron ser un fiasco, afirmaban que podían curar la hipertensión de la noche a la mañana. En este libro no encontrará afirmaciones sobre curaciones milagrosas. La información que contiene se basa en los resultados de estudios científicos y en la utilidad establecida de diversas terapias complementarias (es decir, alternativas).

Si tiene entre 20 y 30 años y —al menos que usted sepa— su presión es completamente normal, es posible que suponga que la hipertensión (una presión arterial anormalmente elevada) es una enfermedad de las personas de edad avanzada. Sin duda, en los países occidentales la presión arterial promedio aumenta con la edad; pero, lejos de ser normal, esto refleja nuestro estilo de vida y constituye un importante factor de riesgo en la aparición de enfermedades del corazón y de las arterias.

Investigaciones recientes han puesto de manifiesto que la presión arterial de algunos adolescentes considerados sanos es igual a la de muchos adultos de mediana edad. En los primeros estadios, la hipertensión produce pocos síntomas, si es que produce alguno, de modo que es conveniente que cada seis meses su médico u otro profesional sanitario le tome la presión. Siga las pautas de estilo de vida mencionadas en este libro para mantener su presión arterial dentro de unos límites aceptables, y mejorará su vitalidad y su bienestar.

Si ya es usted hipertenso, la combinación de un estilo de vida más saludable y los remedios naturales lo ayudará a luchar contra su enfermedad y a aumentar su capacidad de disfrutar de una vida más activa, más larga y más dichosa.

I

Diagnóstico de la hipertensión

Capítulo 1

Problemas de los tratamientos ortodoxos

Es muy importante que usted sepa si es hipertenso. Algunos médicos consideran que no es necesario tratar con fármacos una hipertensión ligera y se limitan a controlar la evolución de los valores de la presión arterial del paciente, tomándole la presión a intervalos regulares.

Habitualmente le dan consejos sobre diversos cambios referentes al estilo de vida, tales como eliminar el exceso de peso o dejar de fumar. Unos valores elevados de la presión arterial constituyen una enfermedad grave que conduce a afecciones que representan una amenaza para la vida y se examinan con mayor detalle en el capítulo 3.

Desde que, en la década de los 50, se dispuso por primera vez de fármacos antihipertensivos, éstos han sido la base del tratamiento médico y han alargado la vida y mejorado la calidad de ésta en millones de personas. En el capítulo 4 pueden encontrarse detalles de cómo funcionan estos fármacos. Sin embargo, al igual que otros muchos fármacos, pueden producir efectos adversos que en algunos pacientes llegan a ser graves. En todos los casos, la reducción de los valores de la presión arterial hasta niveles normales o casi normales está limitada en parte por la probabilidad de provocar efectos adversos. Una de las razones de que se hayan sintetizado 11 clases principales de fármacos antihipertensivos ha sido ampliar todo lo posible la elección de un tratamiento aceptable.

Si es usted hipertenso, es muy probable que visite a su médico general más o menos todos los meses, que éste le tome la presión y le proporcione otra receta de un medicamento: un diurético o un bloqueador beta, solo o combinado con diuréticos (descritos más adelante en este capítulo), o cualquiera de los otros fármacos disponibles en la actualidad. Su médico puede aconsejarle que pierda peso, que modifique su dieta, que deje de fumar, o que trate de relajarse y llevar una vida menos estresante. No obstante, los hábitos cuya modificación precisa sacrificios y mucha fuerza de voluntad a menudo persisten, en especial si el paciente no está convencido de que modificarlos merece la pena.

Ruego a todos los lectores que se tomen estos consejos al pie de la letra y que los sigan sin reservas. La imagen clásica de los médicos que extienden recetas como autómatas se está superando. La medicina ortodoxa y la medicina alternativa no están tan alejadas como parece y, a medida que ambas se han acercado después de un período de disputas para marcar el territorio respectivo, cada una se ha beneficiado de los principios de la otra.

Los terapeutas alternativos, es decir, los médicos herboristas, los acupuntores, osteópatas y aromaterapeutas han aceptado la necesidad de brindar, si no una explicación estrictamente científica de sus tratamientos, como mínimo pruebas aceptables de que funcionan. Por otra parte, los médicos ortodoxos están empezando a aceptar el principio esencial de la teoría holística sobre la persona como un todo y reconocen las necesidades mentales y espirituales al igual que las corporales. Gracias a la influencia de la medicina complementaria, en estos momentos se considera poco adecuada la visión del paciente como una serie de síntomas que indican una patología concreta.

Una consecuencia de todo esto es que los médicos ortodoxos aceptan cada vez más los remedios naturales eficaces como complemento o alternativa de un tratamiento con fármacos. Durante los últimos cinco años, entre los especialistas cardiovasculares (del corazón y la circulación sanguínea) y los científicos que se dedican a investigar se ha producido un extraordinario interés por la utilización de los métodos naturales para controlar la presión arterial como alternativas o adyuvantes del tratamiento farmacológico estándar. Durante cierto tiempo se ha discutido si los pacientes con valores de presión arterial ligeramente elevados y no sintomáticos precisan en realidad un tratamiento. Y de forma creciente se alienta a los pacientes que requieren un tratamiento a poner en práctica los métodos terapéuticos de autoayuda.

En este contexto, también es preciso recordar la incidencia del costo de prescribir fármacos muy caros durante períodos prolongados y el tiempo necesario para visitar a los pacientes en las clínicas, ambulatorios y hospitales.

Las preguntas de cómo se define la presión arterial normal y la hipertensión, hasta qué valores puede aumentar la presión arterial de un paciente determinado antes de que necesite tratamiento, y los mecanismos a través de los cuales actúan los diversos fármacos antihipertensivos se examinarán en los capítulos 3 y 4. En este capítulo revisaremos algunos de los efectos adversos de estos fármacos y los problemas prácticos relacionados con su utilización. La idea no es disuadirlo de que los tome sino permitirle que, si los efectos adversos aparecen, los relacione con la medicación y no los considere una enfermedad misteriosa.

Es importante recordar que la mayoría de los problemas relacionados con los fármacos remiten y desaparecen con el tiempo y que numerosas personas los toman durante años sin observar efectos adversos de ningún tipo. Si considera que el fármaco que toma no le sienta bien, consulte a su médico. Es muy poco sensato que una persona interrumpa el tratamiento por su cuenta, especialmente en el caso de los pacientes con hipertensión. A menudo, sólo es cuestión de sustituir el fármaco por otro más adecuado, si es necesario.

Puesto que habitualmente los pacientes hipertensos han de seguir el tratamiento durante un tiempo considerable, en ocasiones permanentemente, sus efectos adversos han originado numerosos estudios de investigación y la aparición consiguiente de preparados más seguros y eficaces. También han conducido a un mayor interés por los métodos de las terapias naturales entre los expertos sanitarios de las disciplinas tanto ortodoxa como complementaria.

Fármacos antihipertensivos y sus efectos adversos

Diuréticos

Los diuréticos aumentan la producción de orina, por lo que, si sigue un tratamiento con estos preparados, orinará más de lo habitual. Es el mecanismo de acción de estos fármacos para disminuir la presión arterial, de modo que difícilmente puede considerarse un efecto adverso. La necesidad de orinar con mayor frecuencia plantea a veces problemas graves (v. «Problemas prácticos», más adelante en este capítulo). No obstante, en general se escoge un diurético que produzca una pérdida de líquidos gradualmente creciente, en lugar de los diuréticos que producen efectos breves y espectaculares que obligan al paciente a correr apresuradamente hasta el baño cada dos o tres horas.

A pesar de que estos fármacos son aceptables para la mayor parte de la gente, algunos pueden provocar una pérdida de potasio (un mineral indispensable para nuestro organismo) por la orina y hacer que el paciente se sienta cansado, débil y somnoliento, y, si aparece un déficit grave de potasio, puede provocar irregularidades del latido cardíaco (lo que los médicos denominan *arritmia*). Esto es sobre todo más probable en los pacientes de edad avanzada que no consumen con la frecuencia suficiente alimentos ricos en potasio, tales como carne, leche y productos lácteos, verduras frescas (especialmente de hoja verde) y fruta.

Los diuréticos también pueden provocar náuseas y diarreas, mareo, hormigueos, calambres y erupciones cutáneas pruriginosas. Los hombres que toman diuréticos pueden tener dificultades para mantener una erección. Muchos diuréticos aumentan el nivel de las grasas (colesterol) de la sangre, un factor principal en la aparición de la oclusión de las arterias (v. «Aterosclerosis», cap. 3), y afectan el metabolismo del ácido úrico, lo que aumenta el riesgo de gota. Un sobrepeso importante predispone a un aumento del azúcar en la sangre (lo que los médicos denominan *hiperglucemia*) y a una diabetes, que pueden resultar agravados por los diuréticos, lo que es incluso otro estímulo para perder peso.

Entre los diuréticos pueden mencionarse la furosemida (Diurolasa, Seguril), el triamtereno (Urocaudal) y las tiazidas, como por ejemplo la bendroflumetiazida.

Bloqueadores beta

Algunas de las personas tratadas con bloqueadores beta experimentan molestias abdominales y erupciones cutáneas, pulso lento, manos y pies fríos y dificultades para dormir ya que tienen sueños muy vívidos. Las manos frías constituyen un problema especial en las personas de edad avanzada, que también se resienten más a menudo de la somnolencia, la confusión y la mala calidad del sueño.

Al igual que los diuréticos, los bloqueadores beta pueden empeorar el control del azúcar sanguíneo en algunos pacientes diabéticos tratados con insulina o con hipoglucemiantes orales como la glibenclamida (Daonil, Euglucon, Glucolon) o la clorpropamida (Diabinese). Además, disminuyen la fracción de colesterol útil (el colesterol de alta densidad o HDL), conocido porque ayuda a luchar contra la enfermedad arterial, y pueden provocar un espasmo de los bronquios. En consecuencia es preciso prescribirlos con precaución a los pacientes asmáticos (ya que el asma induce un espasmo bronquial) y, por razones más complejas, a los pacientes que padecen una insuficiencia cardíaca.

Algunas personas tratadas con bloqueadores beta pueden sentir sequedad ocular, aunque este efecto era más probable con los primeros bloqueadores beta, que ya han sido retirados del mercado. Producen una sensación de picor y dolor en los ojos que representa un problema, sobre todo para las personas que utilizan lentes de contacto. Algunos ejemplos de bloqueadores beta son el propranolol (Sumial), el sotalol y el timolol (Blocadren, Cusimolol, Nyolol, Timoftol).

Vasodilatadores

Algunos ejemplos de vasodilatadores son la hidralazina (Hydrapres), el minoxidil (Loniten) y el diazóxido (Hyperstat). La hidralazina provoca un aumento de la frecuencia cardíaca (lo que los médicos denominan *taquicardia*), enrojecimiento de la piel y dolor de cabeza. Las dosis superiores a 100 mg diarios pueden producir una enfermedad parecida al lupus eritematoso sistémico autoinmune en personas susceptibles (sobre todo, en mujeres de raza blanca). Los síntomas incluyen una erupción cutánea (sobre todo en las mejillas), fiebre y dolor en las articulaciones y los músculos.

El minoxidil produce un aumento de la frecuencia cardíaca y una inflamación de los tejidos (lo que los médicos denominan *edema*), que se debe a la retención de sal y agua. Este fármaco no puede utilizarse para tratar la hipertensión debida a un feocromocitoma (v. cap. 2, «Causas glandulares de la hipertensión») y, dado que produce un crecimiento del vello en la cara, en brazos y piernas y en otras partes del cuerpo, no es un fármaco indicado para las mujeres. En la actualidad el minoxidil se ha comercializado en forma de loción que se aplica al cuero cabelludo para tratar la alopecia sólo en los varones.

El diazóxido puede producir náuseas, aumento del azúcar en la sangre, temblor y anomalías del movimiento muscular. Todos estos fármacos pueden precipitar una *angina de pecho* en los pacientes con una enfermedad de las arterias coronarias (v. cap. 3).

Antagonistas del calcio

Estos fármacos, también conocidos con el nombre de bloqueadores de los canales cálcicos, incluyen el verapamilo (Manidon, Univer), el nifedipino (Adalat) y el nicardipino (Dagan). Carecen de efecto sobre los niveles de los lípidos sanguíneos o aumentan la fracción de alta densidad del colesterol (HDL). Sus efectos adversos más frecuentes incluyen dolores de cabeza, enrojecimiento de la piel e hinchazón de los dedos de los pies y de los tobillos, que no mejora con la administración de diuréticos.

El nifedipino puede producir mareo, letargia y, en casos muy raros, ictericia por hipersensibilidad al preparado (en personas susceptibles). El nicardipino puede provocar náuseas, palpitaciones y sensación de calor (sofocos). El verapamilo puede provocar estreñimiento, náuseas y vómitos. El nifedipino y las sustancias afines a este preparado son incompatibles en los pacientes que toman cimetidina, un fármaco prescrito con frecuencia para el tratamiento de la úlcera de estómago, ya que ambos medicamentos asociados pueden provocar una disminución excesiva de la presión arterial, además de mareo. Cuando esto ocurre, se disminuye la dosis de nifedipino a la mitad o la cimetidina se sustituye por ranitidina, otro fármaco antiulceroso, ya que es mucho menos probable que produzca reacciones adversas.

Inhibidores de la ECA

ECA significa «enzima convertidora de la angiotensina». Algunos ejemplos de estos fármacos son el captopril (Capoten), el enalapril (Acetensil) y el lisinopril (Prinivil, Zestril), introducido más recientemente, que se toma una vez al día.

Estos fármacos producen menos efectos adversos que muchos de los otros antihipertensivos. Entre los que pueden producir se incluyen una disminución súbita y espectacular de la presión arterial (lo que los médicos denominan *hipotensión*), tos seca (sin expectoración) persistente, erupciones cutáneas, dolores de cabeza, fatiga, mareo, náuseas y vómitos. También se ha descrito la pérdida del sentido del gusto (que se recupera al interrumpir el tratamiento) y el denominado edema angioneurótico (la inflamación de algunas áreas de la piel, membranas mucosas y el tejido subyacente) pero en general los inhibidores de la ECA son bien tolerados por los pacientes a los que se les prescriben.

El captopril puede producir prurito (picor), erupciones cutáneas, tos y úlceras o llagas bucales. El enalapril puede producir calambres musculares, urticaria, cansancio y náuseas; y el lisinopril puede producir letargia, sensación de debilidad y dolor en el pecho.

Fármacos de utilización menos frecuente

Tal vez el fármaco que está tomando o que desea conocer no se encuentra en los grupos que se acaban de describir, de modo que a continuación se mencionan brevemente otros tipos de fármacos disponibles.

Hipotensores de acción central

Estos fármacos incluyen la alfa-metildopa (Aldomet), la clonidina (Catapresan) y la reserpina (Serpasol). El primero de ellos se utilizó para tratar a personas de edad avanzada hipertensas en un ensayo llevado a cabo en 1985 en la Universidad de Birmingham, y sus resultados fueron favorables. A pesar de esto, este fármaco y los otros fármacos del mismo grupo no suelen utilizarse como tratamiento inicial de la hipertensión, pero la alfa-metildopa puede estar indicada para controlar una hipertensión grave o prescribirse a un paciente que ya ha estado tomando el preparado durante años antes de la consulta actual. Los efectos adversos pueden incluir depresión, boca seca y congestión nasal, somnolencia y letargia. Los hombres tratados con estos fármacos en ocasiones tienen dificultades con la erección. También se han publicado varios casos de una mayor incidencia de cáncer de mama en mujeres de mediana edad tratadas con reserpina.

Bloqueadores adrenérgicos

Ejemplos de estos fármacos incluyen la guanetidina, la debrisoquina y la betanidina. Fueron los primeros fármacos antihipertensivos comercializados para tomar por vía oral y contribuyeron significativamente al tratamiento de la hipertensión en la década de los 50.

Los efectos adversos que limitan su empleo incluyen la hipotensión postural (la disminución brusca de la presión arterial al levantarse, acompañada de una sensación de vértigo), la incapacidad de eyacular, congestión nasal, diarrea y estreñimiento.

Bloqueadores ganglionares

Los bloqueadores ganglionares, por ejemplo, el trimetafan (Arfonad), se utilizan para tratar la hipertensión asociada con un aneurisma de la aorta (una bolsa formada por la dilatación o rotura de la pared de la arteria aorta) y se administran mediante una inyección intravenosa (es decir, en la vena). Los efectos adversos de los bloqueadores ganglionares incluyen una hipotensión postural grave y la rápida aparición de una tolerancia (es decir, la necesidad de administrar dosis mayores para obtener el mismo efecto). Habitualmente, estos preparados sólo se utilizan durante los tratamientos quirúrgicos.

Bloqueadores de los receptores

El veratrum es un fármaco que sólo se receta con carácter excepcional porque tiene tendencia a disminuir excesivamente la presión arterial y también puede causar una elevada incidencia de efectos adversos inaceptables.

Bloqueadores alfa

Ejemplos de bloqueadores alfa son el prazosin (Minipres) y el indoramin (Orfidora). La dosis inicial de prazosin puede ir seguida de una disminución importante de la presión arterial. El indoramin tiene un efecto sedante y también puede provocar una hipotensión postural grave (v. previamente). Ambos pueden provocar dolores de cabeza y congestión nasal.

Bloqueadores alfa-beta

El labetalol (Labetalol, Trandate) es uno de los bloqueadores alfa-beta más empleados. En dosis elevadas puede provocar una hipotensión postural.

Problemas prácticos

Con independencia de que usted experimente o no efectos adversos, es esencial que se acuerde de tomar el fármaco con regularidad. Esto puede ser un problema si viaja con frecuencia, si lleva una vida muy ajetreada o si simplemente tiene poca memoria. También puede resultarle difícil abrir los frascos si padece artritis en las manos. Los fabricantes, en sus intentos de que sus envases sean a prueba de niños, parecen olvidar que los adultos que han de abrirlos pueden carecer de la suficiente fuerza y destreza. Incluso aquellos envases en los que el comprimido o cápsula se extrae a través de una lámina de metal recubierta por una envoltura protectora transparente necesita cierta agilidad de los dedos.

Si es usted una persona de edad avanzada, a menudo le resultará difícil acordarse de tomar los comprimidos que le han recetado. Puede tener ante usted una variedad de comprimidos de todos los tamaños, colores y formas y darse cuenta de que no es capaz de leer los nombres impresos y las instrucciones del prospecto que acompaña los fármacos. Tratar de recordar lo que el médico le indicó para cada uno de los medicamentos mientras lucha sin éxito por abrir un frasco que se le resiste puede generar una gran ansiedad en cualquier persona.

Algunas personas de edad avanzada que viven solas se hacen una lista y ponen el despertador para recordar que es el momento de tomarse la pastilla. Si no se puede recordar lo que el médico ha dicho con respecto a la finalidad terapéutica de cada comprimido y cápsula, resulta tentador olvidarse de ellos y dejarlos en un cajón.

Una idea mucho mejor es pedir a su médico que le explique cuantas veces sea necesario todo lo relacionado con el tratamiento que le receta, y la razón de que le recete este medicamento. Si su vista es razonablemente buena, puede rogarle que le anote las instrucciones con una letra clara en el mismo envase.

El siguiente ejemplo sirve para ilustrar el efecto placebo

que algunos fármacos pueden tener, al tener el paciente una idea equivocada de para qué han sido recetados. En una ocasión receté un medicamento a un hombre de 80 años. Cuando terminó el tratamiento de tres semanas, el paciente regresó a mi consulta para darme las gracias porque sus dolores de estómago, falta de apetito, ardor de estómago e hipo que le habían molestado durante años habían desaparecido por completo. Intrigada, consulté la historia de este paciente y comprobé que, cuando había acudido previamente a mi consulta, se había quejado de dolor e inflamación de las rodillas porque padecía artritis y, en realidad, le había recetado un fármaco antiinflamatorio no esteroideo, el piroxicam (Feldene), que está indicado para la artritis y los dolores articulares.

Frecuentemente, los suplementos de potasio pueden confundir a los pacientes. Los suplementos de potasio se recetan junto con los diuréticos para reemplazar la pérdida del potasio producida por los diuréticos (v. previamente). Si una persona no puede relacionar los medicamentos con ninguno de sus síntomas, no sabe por qué los toma.

Algunos diuréticos no producen pérdidas de potasio, por lo que se denominan diuréticos ahorradores de potasio; este tipo de diuréticos evitan la necesidad de que el paciente tome suplementos de potasio, que pueden provocar irritación intestinal y náuseas.

Si padece problemas de la vejiga urinaria, llegar a tiempo al baño puede convertirse en una pesadilla cuando su médico le prescribe diuréticos. Cuando ha ido de compras y necesita visitar con urgencia el baño, la tierra parece haberse tragado todos los lavabos públicos. Si es usted una persona de edad avanzada o con una discapacidad, puede serle igual de difícil. Sortear apresuradamente los muebles y recorrer quizás interminables pasillos, con miedo a caerse por sus dificultades para andar, puede producir como consecuencia una emisión de orina antes de alcanzar el baño. La incontinencia es extraordinariamente penosa y constituye uno de los principales problemas del tratamiento con diuréticos para cualquier persona con una limitación de la movilidad.

Entre las dificultades prácticas que deberá afrontar a causa de los efectos adversos de los antihipertensivos hay que destacar la letargia y la somnolencia. Esto puede afectar su trabajo, sobre todo si es una actividad sedentaria y trabaja en una atmósfera cálida y cerrada, o puede provocarle somnolencia durante el día y alterar así su patrón de sueño por la noche.

Las náuseas, dolor de estómago y diarrea pueden hacer que se sienta débil y que pierda el apetito; por otra parte, la somnolencia constituye un riesgo, especialmente si conduce, maneja maquinaria peligrosa o es una persona de edad avanzada, está discapacitado o vive solo. También pueden empeorar las cosas los dolores de cabeza, la congestión nasal, las manos y pies fríos, la mala calidad del sueño y la sequedad ocular.

Los consejos mencionados a continuación contribuirán a aliviar tanto los efectos adversos como los problemas prácticos de los fármacos antihipertensivos, si es necesario que continúe tomándolos además de los remedios de autoayuda descritos en el libro. Recuerde que su salud general y su forma física mejorarán si combina estos remedios con la medicación que le ha recetado su médico. En realidad, incluso podrá observar que su presión arterial disminuye satisfactoriamente sin tener la necesidad de tomar ningún fármaco.

Problemas para tragar los comprimidos o cápsulas

La descripción de los problemas que puede plantear la medicación no estaría completa sin mencionar uno de los más frecuentes: el de tragar el comprimido o cápsula. Muchas personas tienen dificultades para tragar comprimidos de cualquier tipo. Esto es más probable en las personas de edad avanzada, las que sufren una enfermedad bucal o de la garganta o aquellas cuya garganta parece «cerrarse» al intentar tragar un comprimido o cápsula.

Este problema se debe a veces a causas psicológicas, cuando la persona no tiene problemas para tragar alimentos del mismo tamaño de un comprimido, como frutos secos, caramelos o palomitas de maíz. La dificultad para tragar el comprimido puede ser aún mayor si se sienten náuseas (como consecuencia de la última dosis) o se tiene poco apetito. Comparativamente, los bocados apetitosos son fáciles de tragar mientras que los comprimidos y las cápsulas le producen náuseas. Reserve el bocado como recompensa después de tomar la medicación y beba mucha agua.

Informes de los estudios clínicos

Ahora ya conoce parte de los numerosos efectos adversos y las dificultades prácticas a las que se enfrentan los pacientes hipertensos que reciben un tratamiento farmacológico. No obstante, es necesario destacar que algunos pacientes no experimentan ningún efecto adverso y, por otra parte, es muy poco probable que un paciente experimente todos los inconvenientes que un fármaco determinado es capaz de provocar.

Si está recibiendo un tratamiento para la hipertensión,

debe continuarlo hasta que los remedios naturales que aprenderá a utilizar produzcan una mejoría apreciable de la hipertensión. En ese momento su médico le reducirá la dosis del fármaco, o tal vez suspenda el tratamiento durante un período de prueba. Si experimenta reacciones adversas a cualquier fármaco, lo mejor que puede hacer es visitar de nuevo a su médico general y pedirle que modifique el tratamiento. Aun en el caso de que deba dejar el medicamento porque no le sienta bien, tendrá que sustituirlo por otro.

Se ha de reconocer también el difícil trabajo que los médicos y científicos han realizado durante las cuatro últimas décadas para examinar los nuevos preparados y llevar a cabo ensayos clínicos a fin de mejorar la eficacia y la aceptación del tratamiento antihipertensivo. Con frecuencia se critica a la industria farmacéutica por los millones y millones que gana cada año, pero son beneficios justos considerando dónde estaríamos sin fármacos investigados adecuadamente y sin los productos farmacológicos novedosos que cada año se comercializan.

Los fármacos que contienen alcaloides de la rauwolfia, obtenidos de una planta del sudeste asiático denominada *Rauwolfia serpentina*, son un caso aparte. Fueron los primeros antihipertensivos utilizados. Al principio, estos fármacos se prescribían como sedantes, pero se observó que disminuían la presión arterial y el primero comercializado, la reserpina (Serpasol), fue utilizado como antihipertensivo durante décadas.

La reserpina y preparados afines actúan sobre una hormona, la adrenalina, producida por unas glándulas de nuestro cuerpo localizadas sobre los riñones y denominadas *glándulas suprarrenales*. Después de alcanzar el torrente circulatorio, el destino final de la adrenalina es el sistema nervioso. Hoy día, la reserpina apenas se receta ya que produce entre otros efectos adversos congestión nasal, sensación de cansancio y diarrea, así como un aumento de la producción de ácido gástrico (lo que ha de evitar a toda costa si padece una úlcera péptica).

Otra reacción desagradable de los derivados de la rauwolfia y de los vasodilatadores es la *hipotensión postural*, que produce en el paciente una sensación de mareo y desequilibrio al ponerse de pie súbitamente e incluso puede hacerle caer al suelo. En pacientes tratados con estos fármacos también se han mencionado casos de depresión grave que en algunas personas han conducido a ideas suicidas.

Es interesante comparar la situación cuando los alcaloides de la rauwolfia eran el pilar del tratamiento antihipertensivo con la extraordinaria cantidad de preparados que los médicos tienen hoy día a su disposición. En 1986 apareció un informe en una revista médica semanal con el título «Aumento de la esperanza de vida para las víctimas de la hipertensión». El artículo mencionaba que la medicina había ganado una notable batalla a la denominada hipertensión maligna (un proceso muy grave que se describe en los caps. 3 y 4) con la posibilidad de una esperanza de vida casi normal para las víctimas de esta enfermedad. El artículo recordaba a los lectores que, 25 años atrás, el índice de supervivencia a los 5 años de los pacientes con una retinopatía (una enfermedad de la retina debida a un aumento de la presión arterial que a menudo provoca ceguera y es indicativa de una hipertensión que representa un riesgo para la vida) era inferior al 1%. Por aquel entonces un grupo de investigadores del Reino Unido indicaban unos índices de supervivencia a los 5 años del 82% para los 100 primeros pacientes con una retinopatía grave visitados en la clínica desde que los investigadores habían iniciado el estudio en 1974. Este porcentaje es similar al índice de supervivencia a los 5 años de la población general, que es del 94%.

En un artículo de la misma revista, un grupo español de especialistas del riñón (las enfermedades renales constituyen una de las principales causas de hipertensión maligna) mencionó un resultado todavía más espectacular. Este grupo de especialistas estudiaron entre 1974 y 1984 a 165 pacientes afectados y mencionaron una supervivencia a los 5 años del 87%. La disminución del índice de mortalidad entre los pacientes con una lesión renal dependió hasta un grado considerable del tratamiento precoz de la insuficiencia renal. Sin embargo, gran parte del éxito de ambos grupos se debió a la utilización de fármacos para controlar los valores peligrosamente elevados de la presión arterial y «la mayor parte de los pacientes necesitaron una combinación de 3 o más fármacos».

Este estudio destaca claramente las ventajas de los diversos medicamentos antihipertensivos con mecanismos de acción diferentes, que atacan el problema desde diversos ángulos.

La misma revista médica describía el éxito espectacular del tratamiento de la hipertensión obtenido en un hospital utilizando una serie de estrategias que incluyeron un tiempo de consulta adecuado, visitas flexibles y consejos individuales a los pacientes sobre la dieta y el abandono del hábito tabáquico.

De los 500 pacientes visitados en el hospital, 175 habían sido visitados durante 4 años. El control adecuado de la presión arterial aumentó desde el 22% al 79%. Los resultados se obtuvieron principalmente con un tratamiento simple a base de un bloqueador beta en el 70% de los casos, combinado con un diurético si fue necesario. Sólo una tercera parte de los pacientes necesitó también un vasodilatador.

Sin embargo, el articulista se lamentaba de que este planteamiento no había influido en el hábito tabáquico ni en la disminución de peso en los pacientes que presentaban un sobrepeso importante.

No quiero decir con esto que el hábito tabáquico y la obesidad no sean perjudiciales, sobre todo para los pacientes hipertensos, sino que los resultados podrían haber sido mucho mejores si los pacientes hubieran cumplido los consejos de sus médicos. Probablemente, muchos de ellos habrían podido mantener la presión arterial dentro de unos límites saludables sin la ayuda de los fármacos o, al menos, con una dosis reducida de éstos.

Nunca está de más repetir los mensajes que son vitales, por lo que lo mencionaré una vez más: todos los casos de hipertensión deben ser diagnosticados y tratados. Antes de hablar de lo que se puede poner en práctica para disminuir la presión arterial, así como del modo de conseguirlo, es necesario explicar qué es exactamente la presión arterial, por qué es esencial para la vida y cómo, cuando está gravemente aumentada, puede provocar una lesión grave de los órganos y la muerte.

Capítulo 2

¿Qué es la presión arterial?

La presión arterial cumple una función muy importante en nuestro organismo ya que sin presión no podríamos vivir. Lo primero que hacen los médicos ante un paciente que se encuentra en estado grave o que ha sufrido un accidente es revisar su presión arterial; si ésta es baja o no se encuentra (es decir, no puede registrarse), indica un estado de *shock* grave. Restaurar la presión arterial hasta sus valores normales es una maniobra decisiva, que salva la vida del paciente.

También la presión alta puede representar a la larga una amenaza para la vida. La posibilidad de que la hipertensión pueda tener efectos perjudiciales en nuestro organismo se comprenderá mejor con unas nociones sobre la presión circulatoria normal, los factores que la regulan y los diversos mecanismos que pueden afectarla.

Cómo circula la sangre

Nuestro corazón, una bomba con dos lados, hace circular por todo el cuerpo los 5 litros de sangre que contiene el organismo humano. La sangre drena al lado derecho del corazón desde las venas y se dirige a los pulmones, donde deposita el dióxido de carbono y recoge el suministro reciente de oxígeno (que acaban de inhalar los pulmones durante la inspiración). Después la sangre alcanza el lado izquierdo del corazón y circula de nuevo por todo el cuerpo. Durante el trayecto, los riñones eliminan el material de desecho y la sangre recibe los nutrientes digeridos por el estómago y el intestino delgado, procedentes de los alimentos.

La sangre fluye desde el corazón hasta la periferia de nuestro organismo a través de las arterias. La arteria de mayor tamaño es la *aorta*, que sale del corazón justo por detrás del esternón y se ramifica en diversas ramas arteriales que suministran sangre al cuello y los brazos. Después, la aorta sigue un trayecto descendente por el pecho y el abdomen por delante de la columna vertebral, también con ramas adicionales, y finalmente se divide a la altura de la pelvis en la arteria femoral derecha e izquierda, que son las arterias que suministran sangre a las piernas.

Este sistema circulatorio es como un mapa de carreteras, en el cual la aorta es la autopista de donde parten las arterias de la «carretera principal» hacia importantes ciudades. Puede localizar fácilmente estas arterias percibiendo el pulso en diversos puntos de su cuerpo. La gruesa arteria braquial, que recorre los brazos, produce una especie de golpe en la parte interna de la articulación del codo.

Las arterias carótidas, que recorren la garganta en sentido ascendente, pueden identificarse por el latido que percibirá a 2,5 cm aproximadamente a cada lado de la nuez de Adán. Si está asustado o nervioso y su corazón empieza a latir muy deprisa, habitualmente será consciente de su latido. A menos que sea una persona muy obesa, puede percibir el pulso con claridad debajo de la superficie de la piel y esto lo ayuda a descubrir cómo está reaccionando.

Si palpa profundamente con la punta de los dedos (aunque no con excesiva fuerza) la región de la ingle, podrá percibir la arteria femoral, el origen de la irrigación sanguínea de los músculos del muslo y la pantorrilla, de los pies y de los dedos de los pies.

Todas estas arterias de la «carretera principal» dan lugar a arterias más pequeñas de la «carretera secundaria», que suministran sangre a los diferentes órganos y músculos a los que atraviesan. A su vez, estas arterias se dividen en arterias todavía más pequeñas que finalizan en forma de vasos de menor calibre, las arteriolas, que por último se dividen en los vasos más finos, los capilares. Los capilares forman una inmensa red de senderos y más senderos con un diámetro de aproximadamente 0,01 milímetros que recorren los tejidos.

La sangre distribuida hasta los capilares por las arteriolas es muy rica en oxígeno y en nutrientes esenciales (p. ej., glucosa y aminoácidos). Estos nutrientes atraviesan las paredes de los capilares y alcanzan el líquido que rodea los tejidos y, de este modo, las propias células, que los utilizan para mantener la vida. En condiciones normales, las moléculas proteicas de gran tamaño y los glóbulos rojos permanecen en el interior de los vasos, mientras que los leucocitos son capaces de atravesarlos cuando es necesario. Cuando un traumatismo o una bacteria o un virus produce una reacción inflamatoria, las células lesionadas segregan una sustancia denominada histamina y las paredes de los capilares sanguíneos dejan pasar la sangre, por lo que el líquido adicional procedente del plasma, los leucocitos y, en ocasiones, los glóbulos rojos pueden escapar hasta los espacios de tejido circundantes.

A medida que el oxígeno y los nutrientes salen de los capilares, el dióxido de carbono y otros productos de desecho del metabolismo celular penetran en estos vasos. Los capilares están conectados con pequeñas venas (denominadas vénulas) que se unen formando vasos cada vez de mayor calibre en el trayecto de retorno al corazón y a los pulmones. En este sentido, los capilares son al mismo tiempo el final del sistema arterial y el principio del sistema venoso (venas) y forman un puente vital entre ambos sistemas. El conjunto de arterias, arteriolas, capilares y venas que forman la red de conductos o mapa de carreteras por el que circula la sangre se conoce con el nombre de *árbol vascular.*

Marcello Malpighi, un catedrático de medicina y anatomía de Bolonia y Pisa del siglo XVII, y el primer anatomista profesional que trabajó con un microscopio, descubrió los capilares. El descubrimiento de Malpighi constituyó una ampliación muy importante del descubrimiento de William Harvey de la circulación de la sangre en 1628. Harvey comprendió que la sangre circulaba continuamente por todo el cuerpo; pero, puesto que tuvo que basar sus observaciones y deducciones en lo que pudo observar con el ojo desnudo, no pudo identificar los mecanismos por los cuales la sangre pasa desde las arterias hasta las venas.

Los descubrimientos de Harvey señalaron el término de la época de la medicina antigua y el principio de la ciencia médica moderna. La contribución de Malpighi sentó las bases para el extraordinario incremento de nuestros conocimientos de la anatomía, fisiología y metabolismo celular.

Naturaleza de la presión arterial

En una persona sana la presión de la sangre que sale del corazón es de alrededor de 120 mm de mercurio (cuyo símbolo es Hg). Puesto que la autopista, es decir, la aorta, y las arterias de la carretera principal son anchas, el flujo de sangre por ellas apenas encuentra resistencia y su presión práctica-

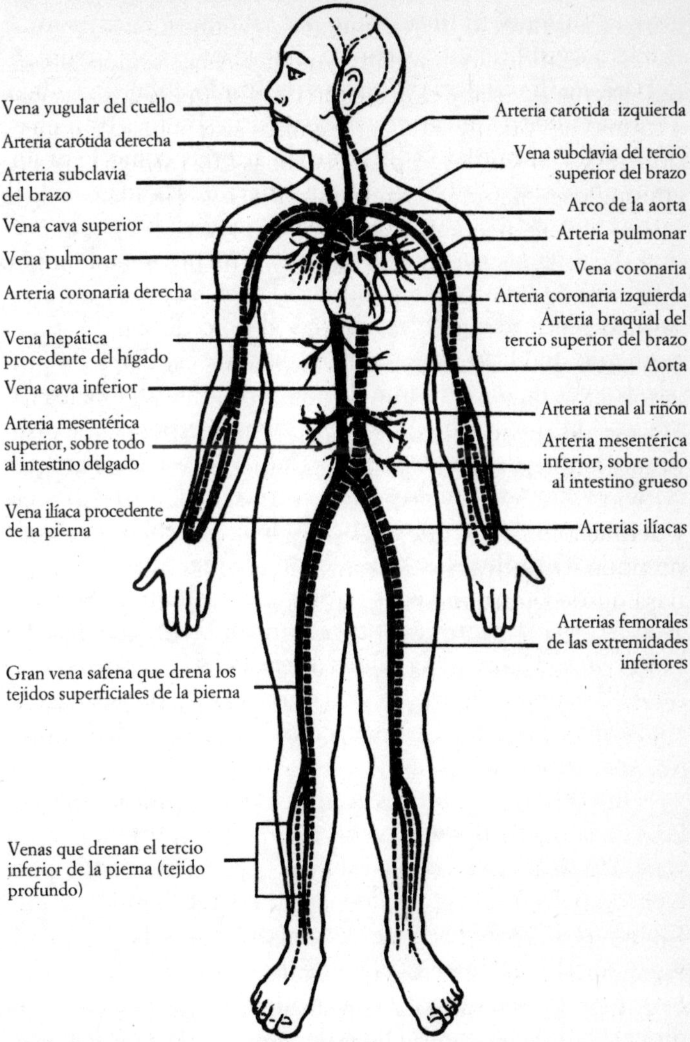

FIGURA 1. *Sistema circulatorio*

mente no se altera. Para determinar el valor de la presión se escoge la arteria del brazo tanto por esta razón como porque es más accesible al estetoscopio y el manguito del instrumento para medir la presión arterial utilizados por el médico.

Las ramas de la carretera secundaria son más estrechas, pero existe el número suficiente de arterias como para impedir un «atasco de tráfico» de la sangre de las arterias de la carretera principal que fluye en ellas. Sin embargo, la presión de la sangre disminuye progresivamente a medida que el calibre de las arterias se hace cada vez menor, y las arteriolas ofrecen una gran resistencia al flujo de sangre. En el momento en el que la sangre alcanza los capilares, la presión sólo es de unos 32 mm de mercurio. Puesto que los capilares son sumamente delgados, sería de esperar que ofrecieran la mayor resistencia de todos los vasos; pero los capilares son tan numerosos que ofrecen menos resistencia que las arteriolas. La disminución de la presión a través de la red capilar sólo es de unos 20 mm de mercurio.

La presión en las venas es prácticamente nula, es decir, es aproximadamente idéntica a la presión atmosférica. La sangre procedente de la mitad inferior del cuerpo sería incapaz de superar la fuerza de la gravedad y de alcanzar el corazón si el sistema no dispusiera de una serie de factores de especial ayuda.

Uno de estos factores es el efecto de masaje de los músculos que rodean las venas, especialmente importante en las venas de las piernas, cuyas válvulas desempeñan un importante papel en la prevención del flujo retrógrado ya que contribuyen al ascenso de la sangre contra la gravedad. Otro de estos factores es el aumento de la presión negativa que se desarrolla dentro de la cavidad torácica cuando inspiramos y que estimula el flujo de sangre a lo largo de las venas en dirección hacia el corazón.

POR QUÉ ES NECESARIA LA PRESIÓN ARTERIAL

La función de la presión arterial es mantener un flujo de sangre hasta el último rincón de nuestro cuerpo, y de forma preponderante hasta el cerebro. A diferencia de otros órganos, las necesidades del cerebro nunca varían y son aproximadamente de 750 ml de sangre recién oxigenada por minuto, con independencia de que estemos durmiendo o despiertos, trabajando o relajados.

Una interferencia temporal en la irrigación de sangre del cerebro, por ejemplo, cuando la sangre se acumula en las piernas durante un período prolongado en el que hemos permanecido de pie, puede causar un desmayo. La conciencia pronto se recupera cuando la persona cae al suelo o pone la cabeza entre las rodillas, ya que cualquiera de las dos maniobras restaura el suministro de sangre y de oxígeno al cerebro.

Sin embargo, un paro cardíaco constituye un estado de mayor emergencia que precisa medidas de reanimación inmediatas. Cuando el corazón deja de latir, la circulación de la sangre se interrumpe bruscamente y la presión arterial disminuye hasta cero. Una carencia de oxígeno durante sólo 3 minutos produce una lesión irreversible de las células del cerebro y la muerte cerebral.

Mientras que un valor anormalmente bajo de la presión arterial produce síntomas muy desagradables como mareo, aturdimiento y la pérdida del conocimiento y puede conducir a la muerte si es extremadamente bajo, un valor de la presión arterial muy elevado somete a una gran tensión al corazón y a los vasos sanguíneos y puede provocar una lesión grave de otros órganos, lo que incrementa considerablemente el riesgo de un ataque al corazón (lo que los médicos denominan *infarto de miocardio*), embolia, hemorragia cerebral y otras alteraciones. Por consiguiente, es muy importante identificar un valor elevado de la presión arterial (hipertensión) en los primeros estadios del proceso e impedir por todos los medios que aumente hasta niveles peligrosos.

Cómo se mide la presión arterial

El corazón bombea la sangre a chorros. Con cada latido, el corazón se contrae (es la fase denominada *sístole*), para expulsar la sangre hasta el sistema arterial. Esta presión, de alrededor de 120 mm Hg en una persona sana, se conoce con el nombre de presión sistólica o máxima. Después el corazón se relaja, en la denominada fase de *diástole*, y se llena con la sangre recién oxigenada. Un ciclo cardíaco completo consta de una fase de sístole y otra de diástole.

La composición elástica de las arterias impide que la presión arterial disminuya hasta cero y que el flujo sanguíneo se paralice entre los latidos del corazón. En virtud de su composición elástica, las paredes de las arterias se distienden cada vez que el corazón late (sístole) y bombea sangre hasta su interior, y se contraen cuando el corazón se relaja durante la diástole. Esto garantiza un flujo constante de sangre por todo el sistema circulatorio en cada fase de la acción del corazón y mantiene la presión durante la diástole en torno a los 80 mm de mercurio.

La sensación de fuerza que usted percibe cuando se toma el pulso se debe a la diferencia entre la presión sistólica y la diastólica y normalmente es de alrededor de 40 mm de mercurio.

La presión arterial se mide por medio de un esfigmomanómetro de mercurio (o un esfigmomanómetro aneroide), cuya versión original fue inventada por el físico italiano Riva-

Rocci en 1896. Actualmente existen muchas versiones modernas muy sofisticadas, pero todos los aparatos para medir la presión se basan en el principio deducido por este físico. Sus componentes esenciales son una columna de mercurio en un tubo graduado, vertical, marcado en milímetros, equilibrado mediante el aire presente en el interior de un manguito hinchable que se sujeta alrededor del brazo.

El manguito se sujeta alrededor del tercio superior del brazo, por encima del codo. El diafragma del estetoscopio (el instrumento que le sirve al médico para auscultar) se aplica sobre la arteria braquial delante de la articulación del codo con el brazo totalmente extendido. Se insufla aire en el manguito hasta que desaparece el latido arterial. Después se deshincha el manguito lentamente, y el momento en el cual aparece el denominado *primer ruido* corresponde a la presión arterial sistólica o máxima, cuyo valor se lee en el tubo de mercurio calibrado. Cuando el latido cambia de tono o bien desaparece, se lee la presión arterial diastólica o mínima.

Es muy importante evitar el consumo de alcohol, café o tabaco y no realizar ejercicio en la hora previa a la toma de la presión arterial. También es preferible haber orinado.

La medición de la presión arterial se lleva a cabo de preferencia con el paciente sentado o acostado, en un ambiente sin ruidos y con una temperatura agradable.

Cómo se regula la presión arterial

Además de la capa elástica de las arterias, existen otros dos factores que regulan la presión arterial: la cantidad de sangre que fluye y la resistencia al flujo ofrecida por la sangre y sus vasos.

1. El *flujo* de la sangre circulante se adapta mediante complejos mecanismos nerviosos y químicos que satisfacen las demandas imperantes. Después de una comida, el sistema nervioso autónomo o vegetativo, que es el responsable del control automático e inconsciente de las funciones corporales, dilata las arterias que irrigan el estómago y el intestino delgado. Esto conduce una cantidad de sangre adicional hasta esta región para afrontar los procesos digestivos y se compensa mediante el estrechamiento de las arterias en otras partes del cuerpo cuyas demandas de sangre son menos inmediatas.

Cuando estamos en peligro, asustados o irritados, la adrenalina, la hormona del estrés que liberan las glándulas suprarrenales por acción refleja, hace que el corazón empiece a latir más deprisa y desvía la sangre de la piel y de otras áreas a los músculos de las extremidades. Esto explica el aspecto de la cara, pálido como la cera, típico de la irritación o del terror y nos prepara para la primitiva reacción ante el peligro con una respuesta de lucha o huida.

El flujo también varía considerablemente de acuerdo con el estado de actividad de una persona. Habitualmente es de unos 5 litros por minuto en reposo, lo que se denomina *gasto cardíaco* y depende de la cantidad bombeada en cada contracción del corazón y del número de contracciones por minuto o *frecuencia cardíaca.* El gasto cardíaco puede ser cinco o seis veces superior durante el ejercicio aeróbico prolongado, como correr a campo traviesa, cuando el corazón late muy deprisa.

2. La capacidad del flujo sanguíneo para cambiar con tanta rapidez, como respuesta a las necesidades minuto a minuto de nuestro organismo, demuestra la importancia de la *resistencia* al flujo en el mantenimiento de una presión sanguínea estable. El espesor (denominado viscosidad) de

la sangre es parcialmente responsable de esta resistencia, ya que, cuanto más viscoso es un líquido, más difícil resulta bombearlo a lo largo de un conducto estrecho. En condiciones normales, la viscosidad de la sangre no se modifica, lo que significa que el principal responsable de la regulación de la presión arterial es el calibre de los propios vasos sanguíneos.

Esto nos conduce hasta las arteriolas, que son muy importantes para determinar si la presión arterial se mantiene en unos límites seguros de normalidad o si oscila peligrosamente y amenaza la salud y la vida. Ya hemos mencionado el papel significativo que las arteriolas desempeñan para disminuir la presión de la sangre a medida que ésta las atraviesa, camino de la red capilar. Los diámetros de estos vasos varían según que sus paredes musculares estén relajadas o contraídas. Esto está determinado por los impulsos que se originan en un grupo de células nerviosas, el denominado centro vasomotor, localizado en el tercio inferior del cerebro, que alcanzan las paredes musculares a través del sistema nervioso autónomo o vegetativo.

Si disminuye la salida de sangre del corazón (p. ej., después de una hemorragia súbita), la disminución consiguiente de la presión arterial es contrarrestada, al menos en parte, por la contracción de las paredes de las arteriolas. Cuando aumenta el flujo de sangre desde el corazón, es necesario que las arteriolas se relajen ligeramente para mantener constante la presión arterial.

Si, por cualquier razón, no lo consiguen, el flujo dentro de estos vasos ha de disminuir o debe aumentar la presión en su interior. El corazón continúa manteniendo un flujo constante de sangre para satisfacer las necesidades corporales por mucha resistencia que encuentre. En consecuencia, si el calibre de las arteriolas es demasiado estrecho, el corazón simplemente bombea la sangre con mayor fuerza para superar la obstrucción. El flujo sanguíneo continúa siendo normal a expensas de la presión arterial que, en consecuencia, aumenta.

Los riñones también desempeñan un papel importante en el control de la presión arterial. Estos órganos dependen considerablemente de un suministro constante de sangre, y, cuando este suministro disminuye, reaccionan liberando una enzima, la *renina.* En la sangre, esta enzima se transforma en una sustancia química denominada *angiotensina,* que provoca la contracción de las paredes de las arteriolas, por lo que aumenta la presión arterial y se restaura el suministro de sangre a los riñones. Los antihipertensivos del grupo de los inhibidores de la ECA (v. cap. 1), es decir, de la enzima convertidora de la angiotensina, impiden la producción de angiotensina, con lo cual evitan este aumento de la presión arterial.

Definición de la hipertensión

La hipertensión es un proceso tan frecuente y puede tener consecuencias de tanta gravedad que se podría pensar que el término «hipertensión» tiene un significado preciso. En realidad, los expertos en salud han dedicado esfuerzos considerables a la búsqueda de una definición aceptable.

A partir de los estudios de poblaciones humanas se han obtenido unos amplios límites de los valores de la presión arterial. Cuando estos valores se representan en forma de gráfico, invariablemente se produce una desviación hacia los más elevados, pero ninguna interrupción natural o evidente separa la normalidad de la anormalidad (figura 2). Por esta razón, la definición de la hipertensión sigue siendo empírica, es decir, sólo puede llegarse a ella con una observación y experimentación constantes.

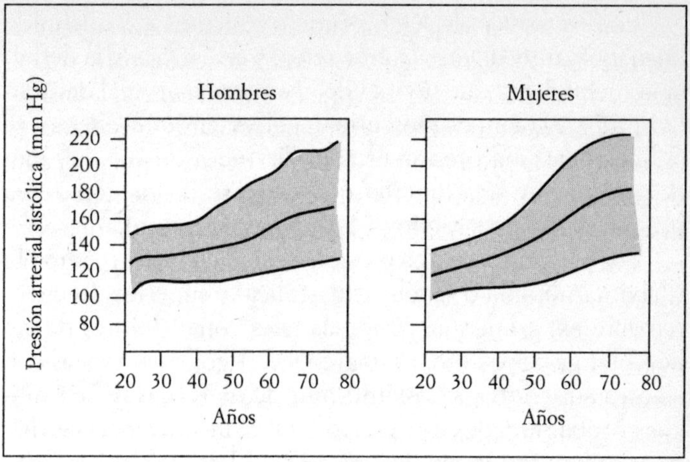

FIGURA 2. *Presión arterial sistólica mediana, con unos límites del 5% y el 95%*

Al igual que con el peso corporal normal, se ha empezado a identificar la presión arterial normal con la que estadísticamente se asocia con la mayor esperanza de vida. Éste es el nivel en el que el corazón y el sistema circulatorio realizan mejor su función y en el que es menor el riesgo de aparición de enfermedades del corazón y de otras afecciones relacionadas.

En las personas sanas, cuando el flujo sanguíneo aumenta como respuesta a una excitación emocional muy intensa o a un ejercicio muy enérgico, la presión arterial sistólica puede aumentar un 50%. No obstante, rápidamente recupera su nivel de reposo, y la presión diastólica sigue en mayor o menor grado sin alterarse. La presión arterial diastólica es la más importante de las dos, ya que refleja el estado de las arteriolas. Un valor anormalmente elevado significa que las arteriolas son más estrechas y que ofrecen una mayor resistencia al flujo de sangre en su interior.

En diversos ensayos terapéuticos recientes se ha definido de manera muy diversa la *hipertensión leve o ligera*; la definición funcional es que se trata de una presión arterial diastólica de 95 a 105 mm de mercurio. La hipertensión *moderada* se define como una presión arterial diastólica de 105-120 mm de mercurio, y una hipertensión *grave* se define como una presión diastólica superior a 120 mm de mercurio.

Las personas con una presión arterial de 170/110 mm Hg (máxima/mínima o sistólica/diastólica) y superior, frecuentemente experimentan síntomas tales como dolores de cabeza, fatiga y episodios de mareo y vértigo; las personas con valores superiores a 230/130 mm de mercurio tienen muchas probabilidades de desarrollar una insuficiencia cardíaca u otras afecciones de gravedad. El mayor riesgo para cualquier persona con presión arterial muy elevada es sufrir súbitamente un ataque al corazón o un ataque de apoplejía.

La hipertensión arterial no es una enfermedad en el sentido habitual del término, pero es el criterio más importante mediante el cual los médicos pueden predecir la probabilidad de futuras alteraciones del corazón o de la circulación. También es un factor de riesgo que puede controlarse tanto con fármacos antihipertensivos como con remedios naturales de autoayuda.

Las causas

Sólo en un 5 a 10% de todos los pacientes pueden identificarse las causas específicas de la hipertensión. Esto significa que dichas causas son relativamente raras, pero las incluimos con una finalidad de ilustración para los pacientes hipertensos en los que puede haberse diagnosticado una de estas causas.

1. *Las enfermedades renales crónicas* provocan un aumento de la presión arterial, ya que producen una lesión de los vasos sanguíneos de los riñones y disminuyen el flujo de sangre. Esto ocasiona la liberación de la hormona renina y el estrechamiento de las arteriolas. La estenosis o estrechamiento de las arterias renales también produce hipertensión.

2. *Las causas glandulares* incluyen la tirotoxicosis (la actividad excesiva de la glándula tiroides, es decir, un hipertiroidismo) y el funcionamiento incorrecto de la corteza de las glándulas suprarrenales, que produce cantidades excesivas de algunas hormonas que afectan la presión arterial. Un tumor de la glándula suprarrenal sumamente raro, el *feocromocitoma*, segrega grandes cantidades de las hormonas del estrés, la adrenalina y la noradrenalina, que alcanzan el torrente circulatorio y producen episodios súbitos de hipertensión con valores muy elevados de la presión arterial.

3. *El estrechamiento* de una parte de la aorta poco después de salir del corazón produce una presión sanguínea muy elevada en la cabeza y en los brazos y una presión baja en el resto del cuerpo. Este proceso, presente al nacer, es más frecuente en los hombres y en general produce síntomas tales como dolor de cabeza, hemorragias nasales y dolores en las piernas entre los 15 y 30 años de edad. El único tratamiento es una intervención quirúrgica para eliminar la porción estrechada de la arteria.

4. *La toxemia del embarazo* constituye una causa de hipertensión en las mujeres embarazadas. Durante el embarazo es habitual que la presión arterial aumente ligeramente, pero las revisiones prenatales de la embarazada siempre incluyen la medición de la presión arterial para asegurarse de que no supera los 140/90 mm de mercurio. Si se identifican valores superiores, se controla cuidadosamente la evolución

de la paciente en busca de los primeros signos de toxemia. Estos signos incluyen la retención de líquidos, que primero se pone de manifiesto como una grave hinchazón de los tobillos y un aumento exagerado de peso y por la pérdida de proteínas por la orina. Durante todo el embarazo rutinariamente se examinan muestras de orina en busca de signos de toxemia y, asimismo, en busca de glucosa, sangre u otros componentes anómalos.

Si aparecen signos de toxemia, se somete a la paciente a una vigilancia de cerca y se le aconseja que limite su consumo de sal y haga reposo evitando cualquier actividad. Si el proceso empeora es esencial ingresar a la futura madre en el hospital porque en un estadio más avanzado del embarazo puede aparecer una *eclampsia*, una forma de epilepsia que representa una amenaza para la vida de la madre y del futuro niño.

En las mujeres que sufren toxemia del embarazo se ha identificado un mayor riesgo de aparición de una hipertensión en épocas posteriores de la vida.

5. Un *número excesivo de glóbulos rojos o hematíes* aumenta la viscosidad (espesor) de la sangre, y, por esta razón, la resistencia al flujo de ésta y a la presión de la sangre. El número normal de glóbulos rojos es de alrededor de 5 millones por mililitro de sangre, y se considera anómalo un valor superior a los 6 millones, que se denomina *policitemia*.

La pérdida del plasma (la porción líquida de la sangre), tal como ocurre en las grandes quemaduras, aumenta el recuento de los glóbulos rojos ya que, aunque el número real de glóbulos rojos no se altera, disminuye el volumen de plasma en el cual las células están suspendidas. Su número también aumenta como respuesta a una falta de oxígeno; esto ocurre en las personas que viven en altitudes elevadas, donde la atmósfera está rarificada, y en otras personas que sufren enfermedades cardíacas y pulmonares graves que impiden que la cantidad suficiente de oxígeno alcance los tejidos.

En una enfermedad rara denominada *policitemia vera*, el número de glóbulos rojos puede aumentar hasta 9 o 10 millones sin una razón que lo justifique. Por esta razón, es necesaria una extracción de sangre o impedir la aparición de nuevos glóbulos rojos por medio de fármacos o radioterapia.

6. Algunos *fármacos* pueden provocar hipertensión o empeorarla; entre ellos figuran la píldora anticonceptiva, los esteroides (p. ej., la cortisona) y los fármacos antiinflamatorios no esteroides (conocidos con la sigla AINE) utilizados para tratar la artritis y distintos reumatismos que provocan dolor e inflamación. Los AINE pueden provocar retención de líquidos y, en consecuencia, aumentar la presión arterial.

Cuando no se logra identificar una causa de la hipertensión, los médicos denominan al proceso *hipertensión esencial*: un aumento leve a moderado de la presión arterial a menudo asintomático y que sólo se identifica por casualidad durante un reconocimiento de control o el examen de admisión de una compañía de seguros sanitarios. Un aumento ligero de la presión arterial no necesariamente es perjudicial en sí mismo, pero puede convertirse en un proceso más grave y representar una seria amenaza para la esperanza de vida.

Detección de la hipertensión

Una hipertensión clínicamente significativa comporta el mismo grado de riesgo que un nivel elevado de las grasas sanguíneas (colesterol), por lo que los expertos en el tratamiento de la hipertensión recomiendan exámenes frecuentes para detectar a los pacientes asintomáticos.

Aproximadamente dos tercios de los adultos consultan a su médico como mínimo una vez al año y más del 90% son visitados al menos una vez cada cinco años. En la actualidad, en hombres y mujeres de 30 a 70 años se recomiendan mediciones de control de la presión arterial, llevadas a cabo en la consulta, si no se ha realizado ningún registro de la presión arterial durante los últimos cinco años.

No obstante, no existe ninguna necesidad de posponer la toma de la presión arterial hasta que crea que no se encuentra bien o que observe cualquier anomalía. Frecuentemente es innecesario que visite a su médico, ya que, hoy día, la mayoría de las enfermeras y practicantes toman la presión. Cuanto antes se detecta un valor elevado, mejor, sobre todo si tiene usted más de 45 años.

Una presión arterial sistólica superior a 160 mm de mercurio o una presión arterial diastólica superior a 95 mm de mercurio multiplica por cinco el riesgo de aparición de enfermedades coronarias, en comparación con alguien de la misma edad y sexo pero con una presión arterial normal.

Factores de riesgo

Los valores de presión arterial fluctúan constantemente. Probablemente el estrés es la causa más frecuente de esta variación, y es bien conocido que la preocupación por un posible aumento de la presión arterial —una forma de ansiedad que alcanza su momento culminante cuando el médico le aplica el manguito del esfigmomanómetro alrededor del brazo— puede aumentar una presión arterial normal hasta unos límites hipertensos mientras se toma la presión (es lo que los médicos denominan *hipertensión de bata blanca*, ya que sólo se identifica cuando el paciente acude a la consulta a tomarse la presión).

En general los médicos no prescriben un medicamento antihipertensivo hasta que han comprobado como mínimo en tres o cuatro ocasiones diferentes un aumento de los valores de presión arterial de un paciente. A menudo se solicita a los pacientes que han acudido apresuradamente a la consulta porque temían llegar tarde que hagan reposo durante 20 minutos para que los valores de presión arterial se normalicen. En general, el tratamiento ortodoxo de la hipertensión se instituye de por vida, y los médicos prefieren asegurarse de que es necesaria la medicación antes de iniciar el tratamiento.

Una teoría sobre la hipertensión esencial es que en los primeros estadios es consecuencia de una sobreestimulación de los nervios simpáticos (que representan una parte del sistema nervioso autónomo o vegetativo) por la exposición prolongada al estrés y a otros factores. El espasmo consiguiente de la pared arteriolar acaba por provocar cambios estructurales que impiden que estos vasos se dilaten de la forma normal.

Se sabe que algunos factores, descritos más adelante, aumentan considerablemente el riesgo de aparición de una hipertensión esencial.

Edad

La presión arterial tiene tendencia a aumentar a medida que envejecemos, a un ritmo que varía según las diferentes épocas de la vida. Existe un aumento normal y rápido desde los valores bajos de los primeros meses de la vida hasta los mayores valores de la infancia, adolescencia y edad adulta joven, y los gráficos de la presión arterial *promedio* de la población ponen de manifiesto una tendencia ascendente, gradual entre los 20 y 45 años tanto en los hombres como en las mujeres, seguida de un aumento más rápido de 0,5-1,0 mm Hg de la presión sistólica al año hasta los 70 años.

No obstante, es posible que el aumento *normal* de la presión arterial entre los primeros años de la década de los 20 y la edad avanzada pueda ser considerablemente menor de lo que sugieren estos estudios. La mayor parte de las personas desarrollan algún tipo de afección de los vasos sanguíneos como consecuencia de su dieta, del estilo de vida o de la vulnerabilidad a otros factores de riesgo, un hecho que pone de manifiesto su presión arterial cada vez mayor. Una minoría de individuos cuyos vasos sanguíneos permanecen libres de enfermedades durante toda la vida apenas muestran signos de un aumento de la presión arterial a medida que envejecen.

Afirmar que puede preverse que la presión arterial de una persona aumente a partir de los 20 años significa afirmar que puede preverse que este individuo desarrolle cierto grado de afecciones circulatorias u otros tipos de enfermedades. Afortunadamente, nuestro estilo de vida occidental, que tantos riesgos acarrea, no se ha relacionado aún plenamente con ningún tipo de enfermedad, ni siquiera con las enfermedades que afectan a la mayor parte de los individuos.

Sexo

La hipertensión en los hombres siempre es más grave que en las mujeres, ya que su riesgo global de desarrollar una enfermedad del corazón o circulatoria es mayor. En promedio, las mujeres presentan unos valores de presión arterial ligeramente inferiores a los de los hombres durante la década de los 20 y de los 30 y ligeramente superiores a partir de esta edad.

Las posibles razones de esto incluyen los cambios hormonales, el embarazo, la utilización de fármacos esteroides, tales como la píldora anticonceptiva y el tratamiento de sustitución hormonal para los síntomas de la menopausia, y quizás una mayor susceptibilidad a algunos factores de riesgo tales como el aumento de peso, el hábito tabáquico, el estrés y el consumo de alcohol.

Raza y entorno

En este libro se abordan principalmente los problemas de la presión arterial en las sociedades occidentales. No obstante, aunque la mayor parte de las poblaciones muestran un aumento medio de la presión arterial con la edad y una distribución de los valores de la presión arterial similares a la nuestra, determinadas variaciones raciales proporcionan una comparación interesante.

La mayor parte de los estudios de población llevados a cabo en África, en Estados Unidos y en las Antillas ponen de manifiesto porcentajes similares de hipertensos entre individuos de raza blanca y de raza negra, pero algunas de las muestras de los estudios indican un porcentaje considerablemente mayor entre los negros. Esto contrasta con los resultados de los estudios llevados a cabo en la India, donde el número de individuos hipertensos es relativamente bajo.

En algunas comunidades, la presión arterial promedio muestra una tendencia mínima a aumentar con la edad, y el aumento de la presión arterial que se produce carece de la «desviación ascendente» de los valores más elevados que se observa en los individuos de raza blanca (figura 2). Ejemplos de ello son los individuos nómadas del este de África, los bosquimanos del sudeste de África y algunos habitantes de las islas del Pacífico tales como los habitantes de Pukapuka en las islas norteñas de Cook. Es posible que la razón de esta diferencia resida en la dieta, el ejercicio y la ausencia del estrés habitual de las sociedades más desarrolladas.

Obesidad

Numerosos estudios han puesto de manifiesto que el aumento de peso se asocia con un aumento significativo de la presión arterial sistólica y diastólica, sobre todo en los adultos jóvenes y de mediana edad. En parte la razón de ello es que, al igual que otros tejidos corporales, la grasa requiere un suministro adecuado de sangre, y cada kilo de grasa adicional aumenta extraordinariamente la longitud total de los vasos sanguíneos de menor calibre. El corazón se adapta considerablemente a muchos cambios corporales, pero las demandas adicionales por un exceso de grasa son notables.

Por fortuna, la pérdida de peso disminuye los valores elevados de la presión arterial en los individuos que sufren hipertensión, o reduce las posibilidades de que aparezca en los individuos con sobrepeso y presión arterial normal. En el capítulo 5 examinaremos los métodos más seguros y fidedignos de disminución de peso.

Consumo de sal

Todavía es dudosa la relación entre el consumo de sal y la hipertensión. Una hipertensión grave tiene tendencia a mejorar como respuesta a una dieta con una restricción de sal, mientras que una hipertensión moderada a leve tiene tendencia a empeorar.

Una serie de estudios de investigación han puesto en duda la sugerencia de que, en los individuos con una historia familiar de hipertensión, se observa una susceptibilidad especial de la respuesta de la presión arterial al sodio (la sal) de la dieta. No obstante, algunos individuos parecen presentar una mayor sensibilidad al sodio, y se requiere una investigación adicional para distinguir la naturaleza de la relación e identificar a los individuos con mayores probabilidades de que un consumo elevado de sal los afecte.

Capítulo 3

Hipertensión y problemas de salud

La hipertensión es una afección insólita en el sentido de que no es una «enfermedad» sino un proceso que predispone a la aparición de diversas enfermedades, algunas de las cuales constituyen un riesgo para la vida. Además, en sus estadios tempranos no produce síntomas; rara vez se identifica una causa evidente; puede controlarse pero rara vez curarse; requiere un tratamiento de por vida, y el tratamiento de por sí puede producir síntomas en forma de efectos adversos.

Una de las razones por las cuales algunos médicos se abstienen de tratar a los pacientes con una presión arterial ligeramente elevada es que son reacios a producir síntomas (es decir, los efectos adversos de los fármacos) cuando el paciente hipertenso antes del tratamiento no experimentaba ninguno. Puesto que todos los pacientes hipertensos requieren una observación y control de cerca, es especialmente convincente el razonamiento que respalda una disminución natural de la presión arterial.

Es esencial comprender los riesgos que la hipertensión acarrea si está a punto de establecer cambios en su estilo de vida para mantener o disminuir su nivel de presión arterial. Cuanto más joven sea usted, mayor es el significado de un pequeño aumento de la presión arterial. Si tiene 35 años y una presión arterial diastólica de 100 mm Hg, la disminución de su esperanza de vida es de 16,5 años. Si tiene 55 años, esta misma presión arterial «sólo» predice una disminución de 6 años de su esperanza de vida.

Algunos médicos recetan fármacos a los pacientes hipertensos de cualquier edad. Otros sólo tratan a los pacientes con una edad inferior a los 65 años debido a los problemas inherentes a la utilización de determinados fármacos (v. cap. 1), ya que algunos estudios de investigación sugieren que es poco probable que los pacientes ancianos se beneficien de un tratamiento.

Por fortuna, los métodos naturales para disminuir y controlar la presión arterial pueden utilizarse a cualquier edad. Una disminución de la esperanza de vida de 6 años para una persona de 65 años podría parecer pequeña para un estadístico médico, pero puede parecer muy grande cuando usted alcanza esta edad y espera gozar de muchos años de una jubilación saludable y activa.

Hipertensión y mala salud

Las alteraciones relacionadas con la hipertensión son de dos tipos. Las primeras son sobre todo consecuencia de la presión elevada de manera anómala y prolongada en el interior de las arterias e incluyen insuficiencia cardíaca, insuficiencia renal y apoplejía (embolias y hemorragias cerebrales). Las segundas están causadas por la aterosclerosis, la enfermedad de las arterias, cuyo desarrollo acelera notablemente la hipertensión. Estas alteraciones comprenden las enfermedades coronarias y las alteraciones vasculares periféricas.

La enfermedad coronaria afecta a las dos arterias que nacen de la aorta, cuyas ramas se distribuyen por el corazón. Las alteraciones vasculares periféricas afectan a los vasos sanguíneos «periféricos» que están a cierta distancia del corazón, tales como las arterias femorales y sus subdivisiones principales y secundarias que irrigan las extremidades inferiores.

Insuficiencia cardíaca

Un aumento moderado a grave de los valores de la presión arterial incrementa extraordinariamente la carga de trabajo del lado izquierdo del corazón, que se ve obligado a bombear mucha más sangre de lo habitual hasta la aorta y el resto del sistema arterial para contrarrestar la mayor resistencia que ofrecen las arteriolas estrechadas.

Los músculos, incluyendo el del corazón, aumentan de tamaño cuando se utilizan excesivamente, y uno de los primeros signos de la tensión a la que está sometido el corazón es un engrosamiento de la pared del ventrículo izquierdo, el compartimiento izquierdo inferior que bombea la sangre y del que sale la aorta. El aumento de tamaño del corazón puede detectarse mediante un examen físico, una radiografía de tórax y un electrocardiograma (un trazado eléctrico de la actividad del corazón que proporciona información sobre su tamaño y rendimiento).

En último término, el esfuerzo llega a ser excesivo y el lado izquierdo del corazón muestra signos de insuficiencia. El suministro de sangre a los órganos y tejidos disminuye, lo que provoca debilidad y letargia. La acumulación de presión en el ventrículo izquierdo impide que la sangre procedente de las venas pulmonares fluya libremente en el compartimiento superior o aurícula (es algo así como un gran atasco de tráfico, que impide el paso de una vía principal a otra ya atestada de motoristas en una hora punta). El tejido pulmonar se congestiona y, como consecuencia, en el paciente aparece tos y falta de aliento (disnea).

La tos puede ser seca o producir una expectoración mucosa teñida de sangre, en especial por la noche cuando los ataques de tos aguda ahogan al paciente, lo que lo obliga a levantarse de la cama y a abrir la ventana asustado porque no puede respirar. La falta de aliento aparece primero durante el ejercicio prolongado; más tarde, con una actividad ligera, y, cuando la insuficiencia cardíaca es grave, el paciente presenta disnea en reposo.

A menos que se reduzcan los elevados valores de la presión arterial y se alivie la insuficiencia cardíaca izquierda, a la larga se afecta el lado derecho del corazón. La presión se acumula en la aurícula derecha, lo que crea una presión retrógrada en las venas que drenan en la aurícula. Un signo característico de esto es el aumento de tamaño de las venas yugulares externas a cada lado del cuello que devuelven la sangre al corazón desde el cuero cabelludo y la cara (su abultamiento puede observarse a simple vista).

Su posición superficial debajo de la piel de la garganta (donde ofrecen un objetivo óptimo para el ataque de un vampiro en las películas de terror) hace a estas venas especialmente vulnerables a los traumatismos. En parte son visibles en los individuos sanos en su trayecto hasta el corazón: empiezan justo por debajo del ángulo de la mandíbula, cruzan los grandes músculos del cuello, atraviesan a un lado y otro de la nuez de Adán (laringe) y finalmente desaparecen en el interior del tórax, detrás del esternón. Las venas yugulares hinchadas y congestionadas por la presión del flujo retrógrado muestran signos característicos que ayudan a los médicos a evaluar la gravedad de la insuficiencia cardíaca.

Otros signos de la insuficiencia cardíaca derecha son los pies y tobillos muy hinchados, el aumento de tamaño del hígado, la pérdida del apetito, el abdomen hinchado y el aumento de la frecuencia urinaria (sobre todo por la noche, lo que despierta al paciente y lo obliga a levantarse para orinar).

Insuficiencia renal

La relación entre las enfermedades renales y la hipertensión es un círculo vicioso clásico. Las enfermedades renales, especialmente las que interfieren con su suministro de sangre, pueden provocar hipertensión. Asimismo, una presión arterial persistentemente elevada (sobre todo el tipo de hipertensión maligna) puede provocar una lesión de los riñones. El aumento de la presión lesiona las arteriolas y afecta su función, que depende considerablemente de un suministro de sangre adecuado.

En la orina de los pacientes hipertensos con insuficiencia renal se observan grandes cantidades de proteínas. Los síntomas pueden incluir tener que levantarse por la noche a orinar y orinar volúmenes mayores de lo habitual durante el día. Debido a la insuficiencia renal, las sustancias tóxicas habitualmente filtradas y excretadas por la orina se acumulan en la sangre. El estado del paciente puede deteriorarse con rapidez y pronto puede conducirlo a la muerte. Por desgracia, el tratamiento de la hipertensión subyacente rara vez mejora la función renal.

Apoplejía

La apoplejía consiste en la lesión de un área del tejido cerebral como consecuencia de la presión de la sangre extravasada o de la interferencia en la circulación y la consiguiente falta de oxígeno y glucosa. Para sobrevivir, las células cerebrales dependen de un suministro constante y adecuado de estos dos elementos, que no pueden almacenarse, por lo que una reducción significativa lesiona gravemente el área afectada.

La hipertensión aumenta el riesgo de una apoplejía de dos formas. En primer lugar, estimula la aparición de una *aterosclerosis* (v. más adelante), lo que disminuye el calibre de las arterias del cerebro. Esto aumenta sus probabilidades de obstruirse por un coágulo de sangre procedente del corazón o de los pulmones o por fragmentos de tejido que se originan en el corazón o en una arteria patológica.

En segundo lugar, somete a una grave tensión a las paredes de los delicados vasos sanguíneos del cerebro y puede acabar por ocasionar la rotura de uno de ellos. En este caso, la sangre se extravasa hasta los tejidos circundantes y se produce una hemorragia cerebral.

Los síntomas de las apoplejías menores incluyen la pérdida de la utilización de una mano, de un brazo o de una pierna, o la pérdida del habla. Habitualmente, al cabo de dos semanas tiene lugar una recuperación más o menos completa, pero es indispensable disminuir la presión arterial.

Los síntomas de las apoplejías mayores incluyen debilidad o parálisis de un lado del cuerpo, pérdida del habla y en ocasiones pérdida de la conciencia. Los problemas del habla y la parálisis persisten durante un tiempo más prolongado en las apoplejías mayores, pero con ayuda muchas víctimas logran una recuperación satisfactoria. Una vez más, el tratamiento de la hipertensión es una prioridad principal.

Los *ataques isquémicos transitorios* son similares a las apoplejías menores y producen una sensación de hormigueo y entumecimiento corporal, dificultades del habla, pérdida de la conciencia de la identidad y del entorno, aturdimiento y alteraciones visuales. Pueden asustar considerablemente al paciente, pero los síntomas remiten al cabo de pocos minutos. Se cree que son consecuencia de un espasmo temporal de los vasos sanguíneos que irrigan un área del cerebro o de la presión en una arteria del cuello que conduce la sangre al cerebro, como consecuencia de una postura inadecuada del cuello.

Una tercera parte de la gente que experimenta un episodio isquémico transitorio no presenta alteraciones adicionales; otra tercera parte continúa experimentándolos de vez en cuando sin sufrir consecuencias graves, y la otra tercera parte experimentará una apoplejía que revestirá mayor gravedad.

La *demencia senil* es la cuarta causa principal de muerte en muchos países occidentales y afecta al 5-7% de la población de más de 65 años, al 30% de los individuos de 80 años y al 50% de los individuos de 90 años o más. Si tenemos en cuenta el aumento espectacular de la esperanza de vida en los países desarrollados y estas cifras de predominio de la demencia, es inevitable pensar que en las próximas décadas la demencia constituirá un problema sanitario muy grave.

Este proceso afecta al movimiento físico y los procesos del pensamiento, la memoria, la energía, la estabilidad emocional, el apetito y la capacidad y voluntad de efectuar tareas simples como vestirse, prepararse la comida o beber y leer o hacer punto.

Existen muchas variedades de esta enfermedad, pero la más relacionada con la hipertensión es la *demencia multiinfarto*, en la que una serie de ataques de apoplejía menores que no son percibidos por el paciente ni por sus familiares y médico destruyen gradualmente varias áreas del tejido cerebral. La hipertensión predispone notablemente a las personas ancianas a este proceso y es un poderoso argumento que respalda la disminución de la hipertensión en este grupo de edad.

Aterosclerosis

El desarrollo de placas de grasa en las paredes de las arterias impide el paso de sangre dentro de ellas. Este proceso explica en su mayor parte los enormes problemas de la enfermedad cardíaca coronaria y la enfermedad vascular periférica, y, desde que se puso de manifiesto su relación con las enfermedades cardíacas, se han intensificado las investigaciones sobre su curso y sus causas.

A pesar de ello, no se ha dilucidado por completo el proceso extraordinariamente complejo de la aterosclerosis. No es un proceso individual sino que sigue diferentes secuencias en diferentes arterias. Poco después de nacer, en las paredes de los vasos sanguíneos aparecen estrías de grasa. Durante los diez primeros años de la vida, la pared arterial se hace más gruesa y en diferentes puntos donde las arterias se ramifican empiezan a desarrollarse pequeños depósitos de material graso.

Estos depósitos blandos y de color amarillento alcanzan un número y tamaño máximo entre los 20 y 30 años. Una teoría sostiene que se desarrollan a partir de un grupo de monocitos, un tipo de leucocito, que atraviesan el revestimiento arterial y después fagocitan (digieren) las partículas de grasa y otras células de la vecindad.

Esto prepara la escena para la aparición de placas fibrosas, las principales responsables del problema aterosclerótico. Las placas empiezan a aparecer en las arterias de los individuos susceptibles después de los 20 años de edad y se multiplican a medida que transcurre el tiempo, en especial en áreas de riesgo elevado tales como las arterias coronarias y las arterias cerebrales del encéfalo. Estas placas se desarrollan a partir de las estrías de grasa, un proceso desencadenado —según creen muchos expertos— por algún tipo de lesión del revestimiento arterial.

Se cree que la causa de esta lesión es la turbulencia del flujo sanguíneo. La sangre es bombeada a través de las arterias a un ritmo de 5 litros cada minuto, bajo una presión considerable, por lo que parece inevitable cierto grado de lesión, especialmente en las áreas clave como las uniones arteriales donde la turbulencia es elevada. La hipertensión parece ser el factor más importante que agrava la lesión inicial del delicado revestimiento de los vasos.

Las plaquetas, otra clase de células muy pequeñas presentes en la sangre, se acumulan en la estría de grasa o en otra área lesionada con el objeto de repararla. Liberan sustancias químicas que convierten una proteína de la sangre, el fibrinógeno, en filamentos sólidos de fibrina, semejantes al cabello. Éstos llevan a cabo la tarea de reparación uniéndose con los leucocitos y los glóbulos rojos como un pez a una red.

El resultado es un coágulo. En condiciones normales, cuando este proceso es suficiente es contrarrestado por una potente sustancia denominada *prostaciclina* producida por las arterias, que actúa como un mecanismo de defensa para impedir la formación de un coágulo peligrosamente grande o trombo dentro de las arterias. Sin embargo, en ocasiones la reparación de las plaquetas llega a ser excesiva; supera la acción de la prostaciclina y se forma un gran trombo.

Si la presión arterial elevada continúa lesionando el revestimiento de las arterias, se desarrolla una placa que contiene el coágulo fibroso y las grasas absorbidas de la sangre. Este proceso ilustra con claridad el número de factores de riesgo elevado que se coordinan para producir la placa.

Así como la hipertensión lesiona el revestimiento de las arterias, un nivel elevado de estrés —que en sí mismo constituye una causa principal de hipertensión— libera las hormonas adrenalina y noradrenalina de las glándulas suprarrenales, y el nivel elevado en la sangre de estas dos sustancias aumenta a su vez la tendencia a la coagulación de la sangre.

La arteria humana

En este contexto, la propia arteria humana es un obstáculo antes que una ayuda. Se ha hecho referencia a las arterias humanas como «la peor creación de todos los mamíferos». Un aspecto vital de la aterosclerosis es la mala difusión de oxígeno y nutrientes por la pared muscular lisa de las arterias. El depósito de una placa fibrosa en su pared interna disminuye todavía más su suministro de oxígeno y de nutrientes.

El transporte de las moléculas a través de la pared arterial es un factor importante. Las arterias humanas frecuentemente presentan placas en los puntos donde la permeabilidad a estas moléculas es especialmente elevada. Este problema, intensificado por la hipertensión y el proceso de envejecimiento, debilita la capacidad de las arterias para combatir la trombosis. La aterosclerosis se relaciona en muchos sentidos con la dieta, un factor que será abordado con detalle en el capítulo 5. No obstante, aquí es preciso mencionar un aspecto relevante para la aparición de estas placas. El proceso puede empeorar por una reacción inmunológica a las proteínas extrañas. Un anatomopatólogo de un hospital del Reino Unido publicó un estudio en la revista médica *Doctor* de octubre de 1983. Este investigador indicó que la muerte por un infarto de miocardio (un ataque al corazón) en ocasiones se asoció con la presencia de anticuerpos contra la leche en la sangre de las víctimas. En el estudio se observó que los pacientes de sexo masculino triplican la posibilidad de fallecer de un segundo ataque al corazón si en el momento en que se produjo el primero se identificaron anticuerpos contra la leche. El mecanismo no se dilucidó, pero diversos experimentos simples han puesto de manifiesto que las proteínas de la leche pueden provocar la agregación de las plaquetas sanguíneas, tal como éstas lo hacen durante el estadio inicial de la formación del coágulo.

En el momento de este informe, otro grupo de médicos del Reino Unido había demostrado en estudios experimentales de laboratorio que la capacidad para tolerar la proteína de la soja reducía a un tercio la incidencia de las placas fibrosas, a pesar de que no pudo respaldar los hallazgos de los anticuerpos contra la leche del otro estudio.

En Londres, un grupo de clínicos sugirieron que la lactosa (el azúcar de la leche) puede causar una coronariopatía. Estos investigadores indicaron que un número relativamente elevado de individuos (83-98%) en el noroeste de Europa podían absorber esta sustancia, comparados con un 22% de individuos en el Japón y en otras regiones donde la incidencia de mortalidad por una enfermedad de las arterias coronarias es baja.

Afecciones de las arterias coronarias

El corazón no deja nunca de bombear sangre oxigenada al sistema arterial. Sus paredes musculares se toman unos breves momentos de descanso durante la fase de diástole (es decir, de relajación) entre latidos. Sin embargo, el corazón se contrae 70-80 veces por minuto, día y noche, durante una media de 70 años y, en algunas personas notablemente longevas, durante 100 años.

Las paredes del corazón constan de un tejido muscular altamente especializado, de gran durabilidad y con una fuerza considerable y con la necesidad de un suministro de oxígeno constante y adecuado. Otros músculos pueden recuperarse después del ejercicio. Si no estamos en forma y corremos varios metros para no perder el tren o el autobús, el corazón y los pulmones son incapaces de satisfacer las demandas súbitas de una sangre rica en mayor cantidad de oxígeno.

Los músculos de nuestras piernas sufren una reducción de oxígeno por la actividad desacostumbrada y nos producen dolor, tanto por la falta de oxígeno como por la acumulación de productos de desecho del metabolismo (actividad celular). No obstante, podemos permitirles un descanso hasta que se restaura el suministro de sangre arterial, se eliminan las sustancias tóxicas y se recupera el flujo de oxígeno.

A diferencia de los músculos de la pantorrilla, el corazón no puede reposar después de un esfuerzo adicional. En realidad, el corazón es el origen de su propio suministro de sangre. Las arterias coronarias que conducen la sangre hasta las paredes del corazón se originan a partir de la aorta precisamente cuando este vaso abandona el lado izquierdo del corazón. El corazón ha de continuar bombeando sangre para que la sangre fluya a lo largo de las arterias coronarias e irrigue cada área de los tejidos cardíacos. Cuando las arterias coronarias tienen menor calibre a causa de la presencia de placas fibrosas, la función cardíaca se limita gravemente.

ANGINA DE PECHO

El dolor torácico que es consecuencia de la escasez de oxígeno que recibe el corazón es un síntoma acerca del cual es preciso consultar sin retraso al médico. El dolor puede ser intenso y puede propagarse desde el centro del pecho hasta el brazo (generalmente el izquierdo) y en sentido ascendente hasta la base del cuello. El dolor puede ser desencadenado por un ejercicio físico súbito, la excitación, un *shock* o estrés emocional, y es un signo premonitorio de un posible ataque al corazón. La *angina inestable* es una angina de pecho que se origina cuando el paciente está inactivo, o que se produce con una frecuencia y gravedad crecientes. Aunque se creía que estaba provocada por un espasmo de la arteria coronaria que alteraba de manera intermitente su flujo sanguíneo, en la actualidad se considera que posiblemente es consecuencia de una trombosis de repetición en la región de una placa fibrosa de una arteria coronaria.

En 1986, un artículo de un grupo de investigadores de Glasgow en el *British Heart Journal* mencionó que los jugadores de *squash* frecuentemente continuaban el deporte a pesar de ser conscientes de que el estado de su corazón después de haber sufrido episodios de angina no era adecuado a las exigencias del deporte. Estos investigadores estudiaron 60 muertes súbitas ocurridas en el Reino Unido entre 1976 y 1984 y asociadas con el *squash*. La edad media de las víctimas era de 46 años, con unos límites de 22 a 66 años. Todos eran de raza blanca, todos excepto uno eran hombres y la mayor parte procedían de familias de profesionales o ejecutivos. La enfermedad de la arteria coronaria justificó 58 de las 60 muertes. En todos se identificaron numerosos factores de riesgo, el más frecuente de los cuales fue la hipertensión. En conjunto, 45 de las víctimas habían mencionado signos de enfermedad cardíaca, casi siempre una angina de pecho.

Los ataques al corazón como consecuencia de una enfermedad de la arteria coronaria son la causa más frecuente de mortalidad en muchos deportes extenuantes. Cuando se investigaron las muertes que se producen durante un maratón, el fútbol, el *rugby*, el baloncesto y el tenis, se observó que los ataques al corazón eran responsables del 73% de 109 muertes. Casi la mitad de ellas se produjeron en hombres con factores de riesgo bien documentados, y un tercio había sufrido signos de alarma, tales como una fatiga extrema o un dolor torácico anginoso.

Los expertos piden con insistencia a todos los deportistas profesionales que soliciten atención médica para cualquier problema de salud inesperado, y, si hay pruebas de una lesión de las arterias coronarias o un deterioro de la función cardíaca, aconsejan a estas personas que dejen de practicar el deporte concreto.

Ataques cardíacos

Los ataques al corazón acaban con la vida de los deportistas y de muchas otras personas con una enfermedad cardíaca coronaria o la afectan de manera considerable. Los ataques al corazón, conocidos por los médicos como *infarto de miocardio*, están causados en casi todos los casos por la grave disminución del calibre de una arteria coronaria principal por placas fibrosas y la obstrucción final de dicha arteria por un desgarro de su revestimiento o por un coágulo (es decir, una trombosis coronaria). El área del músculo cardíaco (miocardio) privada de sangre se «infarta»; es decir, sufre una lesión irreversible debida a la carencia de oxígeno y de nutrientes.

La extensión del infarto de miocardio determina la gravedad del ataque al corazón; a pesar de que un infarto masivo suele provocar la muerte, la recuperación después de muchos infartos es satisfactoria, y el músculo cardíaco lesionado experimenta una reparación mediante la formación de tejido cicatricial.

Los otros factores de riesgo más importantes que predisponen a la aterosclerosis y a los infartos de miocardio son la hipertensión y un nivel elevado de grasas sanguíneas (colesterol).

Las cifras de mortalidad de las enfermedades cardíacas son mayores en los países del norte de Europa que en cualquier otro lugar del mundo. Por ejemplo, las enfermedades cardíacas y circulatorias producen la muerte a más individuos en el Reino Unido que cualquier otra enfermedad, incluyendo todos los tipos de cáncer en conjunto, y ocasionan la muerte de una persona cada tres minutos, es decir, 200.000 anuales. En Estados Unidos, las muertes por cardiopatía suponen 1 de cada 3 defunciones (600.000 al año). En los países mediterráneos, como por ejemplo España, aunque la tasa de mortalidad es más baja si se compara con estos países, las enfermedades cardiovasculares suponen más del 40% de la mortalidad global y, tras un período de aumento entre 1968 y 1975, las cifras se han estabilizado (gracias a la mejoría de los tratamientos, a la vigilancia de la hipertensión y a los esfuerzos en la prevención, detección y tratamiento de los factores de riesgo como la hipertensión, obesidad, hábito tabáquico y el aumento del colesterol sanguíneo). Con todo, las enfermedades coronarias suponen más del 30% de la mortalidad en hombres y el 18% en las mujeres.

Así pues, los cambios de los hábitos y actitudes de la población, una dieta saludable y una estrategia firme para normalizar los valores de presión arterial pueden mejorar considerablemente este panorama sombrío. Estos cambios ya se han puesto en práctica a gran escala en Estados Unidos, Australia, Nueva Zelanda y Canadá, países con estilos de vida similares a los países del norte de Europa y, como se ha mencionado previamente, con registros previos comparables de las tasas de mortalidad por enfermedades cardíacas.

En varios de estos países la tasa de mortalidad por infarto de miocardio ha disminuido hasta un 37%. En el Reino Unido la tasa disminuyó un 3% en 1986, comparada con la tasa del año anterior, pero las cifras globales durante los últimos 15 años ponen de manifiesto un aumento del 3% en la tasa de mortalidad entre los hombres y un aumento del 10% en la tasa de mortalidad entre las mujeres.

Antes de examinar con detalle las medidas que podemos tomar para mejorar la situación, es preciso poner en una perspectiva correcta el tratamiento médico convencional. Para hacerlo, es esencial comprender la base subyacente del tratamiento y los mecanismos mediante los cuales los fármacos antihipertensivos disminuyen y controlan la presión arterial, lo que se abordará en el próximo capítulo.

Capítulo 4

Controversia sobre el tratamiento

Desde que se puso de manifiesto que la hipertensión predispone a la gente a los ataques al corazón y las apoplejías, se han suscitado opiniones contradictorias sobre el tratamiento. Es fácil que la gente no informada critique esta situación expresando con un cinismo considerable que «los médicos discrepan y los pacientes fallecen». No obstante, en realidad la controversia sobre el tratamiento médico, aunque en muchos sentidos deja mucho que desear, es un signo saludable. Significa que los investigadores están prestando una atención considerable a este problema concreto, para averiguar todos los aspectos posibles sobre la hipertensión y los pacientes hipertensos y establecer el método terapéutico más eficaz y seguro.

Cuanto más progresa la investigación, mayor es el número de expertos que llegan a darse cuenta de la verdadera complejidad de la enfermedad hipertensiva. La investigación del problema ha producido resultados nada desdeñables durante los últimos quince años y, a pesar de que queda mucho por hacer, no transcurrirá mucho tiempo antes de que obtengamos las respuestas a muchas preguntas importantes.

De acuerdo con los expertos —cardiólogos, epidemiólogos, fisiólogos y genetistas— que participaron en la conferencia bianual de la Sociedad Internacional de Hipertensión celebrada en verano de 1988, la hipertensión no puede considerarse una entidad simple. En la actualidad se identifica como una vía común final a través de la cual se manifiestan una serie de procesos fisiológicos complejos y anómalos, metabólicos, genéticos y medioambientales. El hecho de que existan una multitud de causas posibles explica la razón de que no se disponga de un fármaco antihipertensivo o un grupo individual de fármacos que pueda tratar a todos los hipertensos satisfactoriamente. Y esto también complica el tratamiento.

Hipertensión leve y moderada

Antes se consideraba que en los pacientes con una hipertensión ligera (es decir, con una presión arterial diastólica de 95-105 mm Hg) no estaba indicado iniciar un tratamiento con fármacos, al menos en un principio. Un investigador procedente de la Universidad de Texas, que participó en un simposio internacional sobre hipertensión celebrado en Nueva Orleans en 1983, mencionó que, en los pacientes con una hipertensión ligera, la mortalidad era baja y que sólo 3 de cada 1.000 pacientes se beneficiarían de la medicación. Este investigador señaló que, si se evitaba un tratamiento con fármacos, la presión arterial disminuiría espontáneamente a valores inferiores a 90 mm Hg en alrededor de un tercio de estos pacientes.

Es interesante destacar que el investigador sugirió cambios del estilo de vida, entre los que se incluía la pérdida de peso cuando fuera necesario, y recurrir al tratamiento con fármacos como último recurso, si la presión arterial seguía manteniéndose en valores superiores a 100 mm Hg después de seis meses.

Durante cierto tiempo siguió produciéndose una división de opiniones sobre este problema. El objetivo de tratar la hipertensión es disminuir la incidencia de la angina de pecho, los infartos de miocardio y las otras enfermedades descritas en el capítulo previo. El tratamiento de la hipertensión leve o moderada no empezó a establecerse hasta la década de los 70, cuando apareció una amplia selección de fármacos antihipertensivos.

Un estudio de casos a largo plazo publicado en el *Journal of the American Medical Association* en abril de 1988 mostró una disminución valiosa de la mortalidad por enfermedad coronaria en los pacientes al igual que por apoplejía, insuficiencia cardíaca y enfermedades renales. En este ensayo de investigación, conocido como estudio MAPHY (prevención primaria con metoprolol en pacientes con hipertensión), un total de 3.234 pacientes varones que padecían una hipertensión leve o moderada fueron tratados con un diurético tiazídico o con el bloqueador beta metoprolol.

Los pacientes fueron seguidos clínicamente durante una media de 4 a 16 años. La disminución de la presión arterial fue idéntica en ambos grupos de tratamiento; pero, entre los pacientes tratados con el bloqueador beta, se observó un número significativamente menor de muertes por infarto de miocardio o apoplejía.

Las mujeres y la hipertensión

Muchos informes de casos han prestado una atención especial al tratamiento de las mujeres hipertensas. Algunos ensayos de investigación han indicado que las mujeres con hipertensión leve o moderada obtienen menos beneficios que los hombres de un tratamiento farmacológico. En un estudio llevado a cabo por el British Medical Research Council, que incluyó a 9.048 varones y a 8.306 mujeres entre 35 y 64 años, los pacientes fueron tratados con un placebo (una sustancia inactiva) y un diurético o un bloqueador beta y fueron seguidos durante 5 años y medio.

En ambos sexos la tasa de apoplejías y problemas cardiovasculares disminuyó significativamente y la respuesta al tratamiento farmacológico fue similar en diversos aspectos. No obstante, aunque la tasa global de mortalidad disminuyó entre los pacientes de sexo masculino con el tratamiento activo, aumentó entre las mujeres (sin embargo, véase el estudio publicado en *The Lancet* mencionado más adelante).

Las razones de este último hallazgo podrían ser, entre otras, un aumento del consumo de alcohol y del hábito tabáquico en las mujeres, que, al igual que la obesidad, aumentan el riesgo de hipertensión. Las mujeres que beben más alcohol de lo que se recomienda (v. cap. 9) o abandonan el hábito tabáquico tienen tendencia a aumentar más de peso que los varones: un estudio puso de manifiesto un aumento medio de 10 kg de peso en las mujeres que abandonaron el hábito tabáquico. El aumento de peso podría ser elemento de disuasión para no abandonar el hábito tabáquico y hace hincapié en la necesidad de una dieta saludable con un control de las calorías acompañada de la práctica de ejercicio para combatir el sobrepeso (v. cap. 5).

Las personas de edad avanzada y la hipertensión

Hoy día existen pruebas sustanciales de que el tratamiento activo de la hipertensión leve a moderada en los ancianos disminuye los riesgos asociados de mala salud y mortalidad.

Los estudios de la Veterans Administration de la década de los 60, 70 y 80, que se limitaron a individuos de sexo masculino, sugirieron que en las personas de edad avanzada se obtenían los mismos beneficios con un tratamiento antihipertensivo que en los de menor edad.

Un estudio australiano sobre hipertensión leve a moderada (National Heart Foundation de Australia, 1981) respaldó este hallazgo en los participantes de sexo masculino, y un estudio europeo de 1985, publicado en la revista *The Lancet*, puso de manifiesto de manera rotunda que el tratamiento antihipertensivo había beneficiado a los pacientes de edad avanzada. En ambos sexos, el tratamiento disminuyó la mortalidad cardiovascular un 37% en los pacientes con una presión diastólica de 90-99 mm Hg, y un 50% en los pacientes con una presión diastólica de 100-119 mm Hg.

No obstante, estos beneficios disminuyeron con la edad avanzada, de modo que probablemente no está justificado tratar una hipertensión no complicada (es decir, una hipertensión que no causa efectos perjudiciales evidentes sobre la salud) en las personas de más de 80 años. Los especialistas sugieren una selección y control cuidadosos del tratamiento antihipertensivo en las personas de edad avanzada para garantizar que los efectos adversos de los medicamentos antihipertensivos no afecten la calidad de vida del anciano.

La elección del fármaco

Hipertensión maligna

La hipertensión maligna o acelerada constituye una emergencia médica que requiere un tratamiento inmediato. Frecuentemente, la presión arterial diastólica se encuentra entre 130 y 170 mm Hg, y el paciente presenta un mal estado general y experimenta diversas molestias, las más frecuentes de las cuales son dolores de cabeza, episodios de vértigo y aturdimiento, desvanecimientos, falta de aliento (disnea) y visión borrosa.

En la hipertensión maligna el oftalmólogo identifica una lesión de la retina del ojo e inflamación de la papila del nervio óptico (edema de papila). Estos signos pueden detectarse a través del examen del fondo de ojo gracias a un instrumento provisto de luz, el oftalmoscopio, en una habitación convenientemente a oscuras.

Por otra parte, pueden identificarse indicios de una enfermedad renal o del corazón. Otra complicación que reviste mucha gravedad es la denominada encefalopatía hipertensiva, una inflamación generalizada del cerebro debida a la pérdida de plasma sanguíneo a través de las paredes de las arteriolas lesionadas del cerebro.

La mayor parte de los pacientes con hipertensión maligna son hospitalizados al menos una vez. En los pacientes en estado grave es necesaria una disminución inmediata de la presión arterial, por lo que se les administra una inyección intravenosa o una infusión (un gota a gota) de labetalol, o una combinación de un bloqueador alfa y un bloqueador beta. La velocidad de administración se controla cuidadosamente, ya que es peligroso disminuir la presión arterial con excesiva rapidez.

Tratamiento mediante asistencia escalonada

El método de asistencia escalonada para tratar a todos los pacientes con hipertensión leve a moderada surgió a principios de la década de los 70 y proporcionó a los médicos una secuencia de maniobras terapéuticas que garantizan la disminución de la presión arterial hasta un valor satisfactorio. En general el primer escalón era un tratamiento diurético a una dosis menor de la completa, el segundo escalón era un diurético a dosis completas y el tercer escalón consistía en la adición de alfa-metildopa, reserpina o un bloqueador beta. Si el clínico no lograba controlar satisfactoriamente la presión arterial, se añadían otros fármacos o se sustituían los anteriores hasta obtener los valores deseados de la presión arterial (figura 3).

Sin embargo, tal como mencionó un catedrático de medicina cardiovascular de la Universidad de Birmingham en

Escalón 0. Sin tratamiento farmacológico
Escalón 1. Tiazidas *o* un bloqueador beta
Escalón 2. Tiazidas *y* un bloqueador beta
Escalón 3. Tiazidas *y* un bloqueador beta *y* un vasodilatador
Escalón 4. Régimen farmacológico para la hipertensión resistente

FIGURA 3. *Tratamiento de asistencia escalonada*

la revista *Cardiovascular Focus*, el éxito de cualquier régimen terapéutico depende en último término del cumplimiento del paciente; un 50% de los pacientes con síntomas y un 60% de los pacientes que carecen de síntomas no toman los fármacos como se les ha indicado. Cuanto más simple es el tratamiento, más probable es que el paciente cumpla con el tratamiento y tome el fármaco según lo prescrito.

A medida que se desarrollaron nuevos fármacos antihipertensivos, la estrategia original de asistencia escalonada experimentó diversos cambios; los fármacos del escalón 3 se sustituyeron por fármacos vasodilatadores como la hidralazina. A finales de 1985 la importante cantidad de información obtenida a partir de los ensayos y estudios clínicos sobre el tratamiento antihipertensivo se tradujo en una nueva revisión de la estrategia de la asistencia escalonada. Hoy día, el enfoque terapéutico es mucho más amplio y su aspecto más interesante es el escalón cero, que hace referencia a los métodos naturales de control de la presión arterial.

Muchos expertos consideran que debe adoptarse una estrategia más individualizada antes que el seguimiento incondicional del régimen prescrito, y son muchos los que defienden un mayor número de medidas no farmacológicas (es decir, naturales) para el tratamiento de la hipertensión leve, y hacen hincapié en el hecho de que *siempre* debe tenerse en cuenta la calidad de vida del paciente.

Los estudios clínicos han puesto de manifiesto que los fármacos introducidos más recientemente —bloqueadores alfa, bloqueadores alfa-beta combinados, antagonistas del calcio e inhibidores de la ECA— son tan eficaces para controlar la presión arterial como los medicamentos más antiguos. Inicialmente estos fármacos fueron asignados a los escalones 3 y 4 en el programa de asistencia escalonada, pero la experiencia con los antagonistas del calcio y los inhibidores de la ECA sugiere que pueden administrarse mucho más temprano: pueden utilizarse solos, juntos, o con diuréticos o bloqueadores beta, y se considera que presentan ventajas sobre estos dos últimos recursos tradicionales.

En la actualidad, la dosis de todos los fármacos se mantiene tan baja como sea posible y, siempre que el preparado elegido lo permite, los fármacos se administran en una forma galénica de liberación prolongada (es decir, cápsulas con una suspensión del medicamento que, cuando se absorbe en el tubo digestivo, se libera progresivamente). Esto permite administrar el fármaco una vez al día (y en consecuencia aumentan las posibilidades de que el paciente lo tome).

Pacientes, médicos y el tratamiento farmacológico

En general, pocos pacientes reciben suficiente información sobre el medicamento prescrito. Sin duda, ningún médico puede impartir una conferencia de fisiología y farmacología a cada paciente; pero, como mínimo, la gente necesita saber la razón por la que se le receta un fármaco, cuál es la finalidad y acción prevista de este fármaco y cuáles son los posibles efectos adversos que pueden aparecer.

El tiempo de consulta en los ambulatorios y hospitales dificulta la provisión de esta información; asimismo, algunos médicos ponen objeciones a entregar listas de efectos adversos a sus pacientes basándose en que el poder de la sugestión puede producir una extraordinaria aparición de síntomas en los individuos ansiosos, estresados o con mucha imaginación. Naturalmente, la solución es explicar sólo lo necesario, evitando descripciones excesivamente abundantes sobre las reacciones adversas que, a pesar de que se mencionan en la literatura sobre los fármacos, la mayoría de las veces son raras.

El cumplimiento de los regímenes farmacológicos sólo mejora cuando los médicos cooperan con los pacientes y los tratan como seres humanos inteligentes.

Cómo actúan los fármacos antihipertensivos

En este apartado se describirá brevemente el mecanismo de acción de los principales grupos de fármacos antihipertensivos. Si lo prefiere, puede saltarse este apartado, pero familiarizarse con el medicamento que está tomando puede ser un estímulo para que siga las indicaciones de su médico y para ayudarlo a decidirse a establecer métodos naturales complementarios de autoayuda.

La mayor parte de los fármacos antihipertensivos se caracterizan por mecanismos de acción muy complejos. A continuación, se resumen los mecanismos antihipertensivos de los fármacos más importantes.

Los *diuréticos* actúan sobre los túbulos renales y producen una eliminación de agua y sodio (sal), con lo que disminuyen los volúmenes del plasma sanguíneo y del líquido extracelular que baña las células de los tejidos. La consecuencia visible es el aumento de la frecuencia urinaria; asimismo, disminuyen las resistencias periféricas de las arteriolas estrechadas, disminuye la tensión a la que está sometido el corazón y, en consecuencia, la presión arterial. Los diuréticos son eficaces tanto a dosis bajas como a dosis elevadas y producen pocos efectos adversos.

En general, las personas de raza negra responden mejor a los diuréticos que a los bloqueadores beta como tratamiento inicial de la hipertensión y, por esta razón, se suele escoger un diurético para tratarlos, a menos que esté contraindicado por cualquier razón (p. ej., en el caso de que el paciente sea diabético, porque los diuréticos aumentan la glucosa en sangre, o de que sufra gota, porque los diuréticos aumentan el ácido úrico en sangre).

Los *bloqueadores beta* —más correctamente denominados «bloqueadores adrenérgicos beta»— contrarrestan el aumento de la presión arterial producido por la noradrenalina sintetizada por las glándulas suprarrenales. Los bloqueadores beta compiten con esta hormona del estrés en las células especializadas de los receptores adrenérgicos beta, que desempeñan un papel significativo en el control de la presión arterial. Estas células, muy sensibles a la noradrenalina, que aumenta la presión arterial, están distribuidas de manera profusa por todo el organismo y en especial en el corazón, pulmones y vasos sanguíneos.

La explicación de cómo estos fármacos disminuyen la presión arterial no se ha dilucidado con precisión, pero se cree que disminuyen el gasto cardíaco sin la «restricción» compensadora habitual de las arteriolas. Además, los riñones liberan menos cantidad de renina, y esto también contribuye a la disminución de la presión arterial.

A pesar de que estos fármacos disminuyen la fracción útil del colesterol sanguíneo (la variedad de alta densidad o HDL) y están contraindicados en los pacientes asmáticos así como en las personas con defectos en el sistema de conducción eléctrica del corazón, hoy día los bloqueadores beta son considerados los fármacos de elección por muchos médicos como un tratamiento inicial sobre todo en las personas de raza blanca, especialmente en los casos en los que los diuréticos no son adecuados.

En cuanto a los *vasodilatadores*, dado que el principal

problema de la hipertensión es un aumento de la resistencia al flujo sanguíneo debido a la constricción de las arteriolas, la utilización de fármacos que dilaten directamente los vasos arteriales parece ser la estrategia más lógica de tratamiento. (Éste es un aspecto que ilustra el enfoque científico de la medicina alopática. Los médicos holísticos, es decir, los que defienden las medicinas alternativas, no están de acuerdo, ya que consideran que las arteriolas de paredes contraídas, de hecho, constituyen un *síntoma* de un problema más profundo y complejo que afecta a la persona como un todo. Sin embargo, en este apartado estamos considerando cómo actúan los fármacos ortodoxos y el razonamiento —válido de acuerdo con sus propias premisas subyacentes— de cómo surge la enfermedad concreta en cuestión.)

Los vasodilatadores provocan un efecto relajante sobre el músculo liso de las paredes de las arteriolas. Este efecto disminuye las resistencias periféricas y, en consecuencia, la presión arterial. La hidralazina, uno de los vasodilatadores más utilizados, se une a las paredes de los vasos sanguíneos y actúa durante mayor tiempo que otros vasodilatadores. Los fármacos vasodilatadores se utilizan combinados con un bloqueador beta y un diurético para el tratamiento de la hipertensión moderada a grave.

Los *antagonistas del calcio*, al igual que los vasodilatadores, disminuyen las resistencias periféricas y la presión arterial mediante la relajación de las arteriolas contraídas. Su acción se basa en la inhibición del paso de los iones de calcio (átomos de calcio con una carga eléctrica) hasta las paredes del músculo liso.

Los antagonistas del calcio pueden utilizarse solos o combinados con otros fármacos. El nifedipino y el nicardipino se utilizan combinados con los bloqueadores beta. Son muy útiles para los pacientes que padecen enfermedades arteriales de las extremidades inferiores y para los pacientes asmáticos, en los que en general están contraindicados los bloqueadores beta, ya que producen una constricción de los bronquios.

Los *inhibidores de la ECA* actúan combatiendo la acción de la enzima responsable de convertir la angiotensina I, una sustancia relativamente inactiva, en su forma más potente, la angiotensina II. Esta sustancia actúa de manera enérgica sobre las paredes de las arteriolas, que se contraen y disminuyen aún más su calibre, por lo que aumenta la presión arterial. Estos fármacos también disminuyen la producción de la aldosterona, una hormona producida por las glándulas suprarrenales, lo que se traduce en un aumento adicional de la eliminación de agua y sodio por parte de los riñones (es decir, un aumento de la diuresis o producción de orina).

Los inhibidores de la ECA disminuyen tanto la presión arterial diastólica como la sistólica en todos los tipos de hipertensión, mantienen el flujo sanguíneo de los vasos sanguíneos tanto del cerebro como del corazón y rara vez provocan una hipotensión postural. A diferencia de los bloqueadores beta, son fármacos seguros para los pacientes asmáticos y diabéticos. No afectan los niveles del colesterol sanguíneo y no producen una disminución de los depósitos de potasio del organismo y tampoco predisponen a la gota ni afectan los niveles de glucosa, por lo cual están indicados especialmente en pacientes con problemas del ácido úrico o diabéticos.

Los pacientes tratados con inhibidores de la ECA rara vez se quejan de efectos adversos. Estos fármacos son eficaces en todos los tipos de hipertensión incluyendo las formas graves que no han respondido a otras formas de tratamiento.

Los *bloqueadores alfa* contrarrestan los efectos constrictivos de la noradrenalina sobre las arteriolas compitiendo por la unión a los receptores alfa de las células de las paredes de estos vasos. Son especialmente útiles para controlar la hipertensión asociada con cantidades excesivas de adrenalina y noradrenalina en la sangre.

Los *bloqueadores alfa y beta combinados* controlan la presión arterial mediante efectos alfa y efectos beta simultáneos (v. anteriormente) sobre el corazón. Se reduce el aumento de la presión arterial sistólica que normalmente acompaña al ejercicio, a pesar de que el aumento de la presión diastólica sigue siendo igual al habitual. Los fármacos de este tipo benefician a los pacientes hipertensos con una angina coexistente y son muy adecuados para tratar la hipertensión leve, moderada o grave.

II

Disminución de la presión arterial con métodos naturales

Capítulo 5

Dieta y control de peso

El 18 de enero de 1986, una revista médica semanal, *Pulse*, publicó un artículo de un grupo de clínicos de un hospital londinense cuyo título era: «Hipertensión: ¿qué fármaco para qué paciente?». En el artículo se decía lo siguiente:

> Recientemente hemos asistido a un resurgimiento del interés por la utilización de los tratamientos no farmacológicos como adyuvantes o *alternativos* [la cursiva es mía] al tratamiento farmacológico. Se ha puesto de manifiesto que una variedad de intervenciones disminuyen la presión arterial, aunque no se ha demostrado que disminuyan o eviten las complicaciones de la hipertensión.
>
> Siguiendo estos consejos naturales, frecuentemente los pacientes podrán ser tratados con dosis mucho más bajas de los fármacos que de lo contrario precisarían. Esto conducirá a una mejor tolerancia del tratamiento, a un mejor cumplimiento de éste y a un mejor control, pero es poco probable que se evite la necesidad de un tratamiento con fármacos en la mayor parte de los casos.

El autor de este artículo fue sumamente prudente. Muchos pacientes con hipertensión moderada a grave, sobre todo cuando está establecida desde hace mucho tiempo, así como algunos pacientes con hipertensión ligera, tendrán que continuar tomando la medicación. Si esto resulta ser cierto en su caso, consuélese pensando en la perspectiva de disminuir la dosis de los fármacos que está tomando y en consecuencia disminuir la posibilidad de sufrir cualquier efecto adverso que pueda experimentar debido a los fármacos.

No obstante, recuerde también que la hipertensión es una afección muy compleja y que cada paciente hipertenso tiene su propia capacidad para responder a los tratamientos naturales. Tal vez le parezca poco probable que usted pueda interrumpir el tratamiento farmacológico. Sin embargo, los tratamientos naturales suelen producir mejoras inesperadas y, sin duda, aumentarán su estado de salud general.

Con respecto a los efectos de los tratamientos naturales sobre las complicaciones de la hipertensión, esto depende de la gravedad y de la duración de los problemas implicados. Una disminución eficaz de la presión arterial alivia la tensión a la que está sometido el corazón y un grado leve de insuficiencia cardíaca es reversible. Ningún tratamiento puede invertir una lesión grave de los riñones, de los ojos o del cerebro, con independencia de que sea ortodoxo o complementario.

El artículo mencionado previamente continuaba con un comentario sobre los beneficios de la pérdida de peso, el ejercicio, la relajación, el abandono del hábito tabáquico y la moderación en el consumo de alcohol, y concluía afirmando: «Se han aconsejado modificaciones dietéticas que en general han sido aceptadas».

Dieta: sus objetivos

El término *dieta* tiene un significado peyorativo. Cada vez que se propone una nueva dieta, su creador la pone por las nubes, aunque invariablemente, si es tan exigente como la mayoría de las dietas, pronto descorazona a sus seguidores. Según lo interpretado popularmente, las dietas son un método de control de la salud que la mayor parte de los individuos están deseosos de probar y uno de los que más frecuentemente la gente abandona, por considerarlas ineficaces y deprimentes.

Sin embargo, la definición del diccionario del término *dieta* pone la cuestión en una perspectiva mucho más grata. Simplemente una dieta representa «el consumo habitual de alimentos y líquidos de una persona o de un animal». Por consiguiente, continuaremos utilizando este apropiado término para hacer referencia a una forma de alimentarse, que se modifica con cuatro objetivos principales que son los siguientes:

1. Mejorar la salud general, aumentar la vitalidad e incrementar la energía.
2. Disminuir la hipertensión.
3. Disminuir un nivel elevado de colesterol (hipercolesterolemia).
4. Disminuir y estabilizar el peso corporal.

Aunque los dos principales objetivos se aplicarán en su caso, los dos últimos pueden no aplicarse. Aun así, en el último capítulo mencionamos que en la mayor parte de los países occidentales el colesterol sérico *medio* tiene tendencia a ser superior al de otras poblaciones con una menor incidencia de enfermedades cardíacas (como p. ej., los japoneses, muchas poblaciones africanas o los esquimales). Por consiguiente, es muy oportuno que se someta a un reconocimiento para conocer su propio nivel de colesterol.

De forma parecida, es posible que su peso sea el ideal o incluso inferior al ideal para su talla y su complexión (observe que no menciono la edad, que examinaremos con mayor detalle al final de este apartado). La gente le envidia profundamente o lo felicita, según que ello se deba a su eficiente metabolismo o a su autocontrol. En la mayoría de los países europeos aproximadamente un 40% de los hombres y un 30% de las mujeres presentan un sobrepeso de acuerdo con las directrices del peso corporal proporcionadas por la mayor parte de los colegios de médicos europeos.

Usted come normalmente todo lo que le apetece y no tiene ninguna necesidad de contar las calorías. Sin embargo, si mantiene un peso normal o bajo mediante dietas de restricción, será capaz de rechazar esas dietas milagrosas que constituyen una pérdida de tiempo y seguirá un patrón de alimentación más saludable y aceptable que controlará su peso de manera natural.

Los alimentos naturales y la actitud de la gente

Los alimentos naturales constituyen un motivo de controversia entre la población, así como los diversos aspectos del tratamiento antihipertensivo lo constituyen entre los médicos.

Cada vez es más numerosa la gente que respalda una dieta a base de alimentos naturales. Durante los últimos cinco años, ha disminuido el consumo de productos lácteos enteros, de pan blanco, carne roja y huevos y ha aumentado la demanda de pan integral, embutidos bajos en grasa, leche desnatada y productos lácteos semidesnatados y desnatados, al mismo tiempo que ha aumentado el consumo de fruta y verdura fresca. En parte esta tendencia justifica la ligera disminución de la tasa de mortalidad por infarto de miocardio, que en algunos países europeos ha disminuido un 3% desde la década de los 80.

Es posible que sea usted un entusiasta de los alimentos naturales e integrales, pero algunas personas los detestan y los relegan a una minoría de fanáticos de la salud a los que les sobra tiempo para poner en práctica recetas increíbles y gastarse una considerable cantidad de dinero en los ingredientes.

Estas personas no entienden por qué habrían de alterar su dieta habitual, y continúan disfrutando de su carne con patatas fritas, de sus tabletas de chocolate, de montañas de helados y de kilos y kilos de pan blanco. Sostienen que en su familia nadie consumirá jamás pan integral, que además se estropea con mucha mayor rapidez, que la fruta fresca requiere una masticación mucho más prolongada de la que precisa un tentempié rápido, que las verduras frescas necesitan una preparación y un tiempo de cocción mucho más prolongado que los alimentos en lata o congelados, y que no merece la pena vivir sin comer lo que nos apetece.

La poco adecuada actitud moralista que han adoptado algunos entusiastas de los alimentos integrales, muy parecida a la de numerosos no fumadores (o ex fumadores), es en parte responsable de esta reacción. Los fanáticos de la salud, entre los cuales se cuentan algunos fabricantes del ramo de la alimentación que hacen de la ausencia de aditivos el mayor atractivo de sus productos, convierten en un dogma lo que en realidad no es más que una forma práctica y saludable de comer.

Consumir alimentos naturales no es ni mucho menos una religión. No obliga a nada a sus seguidores y no promete un paraíso de salud para los que siguen sus dictados. Simplemente debe hacerse si uno está convencido de que los resultados merecen la pena. Una dieta a base de alimentos naturales junto con otras medidas aumentará su energía y resistencia a las enfermedades y lo ayudará a disminuir la hipertensión. Incluso podría ser que un día no tan lejano dejara de necesitar un tratamiento con fármacos antihipertensivos.

¿QUÉ SON LOS ALIMENTOS NATURALES?

Son alimentos a los que no se ha agregado ningún aditivo, colorante o conservante y de los que no se ha eliminado nada. Son los alimentos indicados para cualquier persona que desee conservar la salud o llegar a ser tan sana como le sea posible. Constituyen la dieta humana natural, no alterada por los esfuerzos para mejorar el color, sabor o textura o para prolongar la conservación de los productos alimentarios, y son alimentos muy ricos en nutrientes: vitaminas, minerales, oligoelementos, fibra y aminoácidos, que son esenciales para las reacciones bioquímicas que lleva a cabo nuestro organismo.

Los estudios de investigación clínica han producido numerosos informes internacionales que recomiendan cambios en nuestra forma de comer y hacen hincapié en el significado dietético de los alimentos naturales. Una serie de estudios adicionales han puesto de manifiesto que los alimentos naturales nos protegen frente a la obesidad, las enfermedades del estómago y de los intestinos (sobre todo el cáncer de colon), las alergias, depresión, la fatiga crónica, otros cánceres, la diabetes y muchas otras enfermedades; además, los alimentos naturales pueden contribuir a mejorar las enfermedades una vez que éstas han aparecido. Son muy beneficiosos para el sistema circulatorio y por consiguiente para las personas que padecen hipertensión.

Hasta las primeras décadas de este siglo, la gente consumía alimentos naturales porque no disponían de nada más. El pan integral, la carne fresca, aves, pescado y huevos, leche, mantequilla y queso, verduras y fruta eran los alimentos con los que nuestros abuelos y bisabuelos fueron criados y crecieron.

La tecnología de hoy está mucho más cerca de destruir los alimentos que de mejorar su sabor real. Hoy día las personas de edad avanzada que recuerdan otras épocas están en lo cierto cuando afirman que los alimentos actuales no saben como antes. Los pesticidas, la producción industrial, el tratamiento hormonal de los animales y las técnicas de procesamiento alimentario son —entre otros— los factores que afectan el sabor, la textura y el valor nutritivo de nuestra dieta moderna.

Sin duda, en otro tiempo, para las personas menos favorecidas desde un punto de vista socioeconómico la desnutrición constituía un problema grave. Las epidemias de enfermedades infecciosas provocaban una mortalidad mucho mayor de la que provocan hoy día, y, durante la revolución industrial, el raquitismo (una enfermedad ósea provocada por un déficit de vitamina D) era habitual entre los niños de las clases socioeconómicas bajas.

Sin embargo, a principios de este siglo las enfermedades del corazón eran prácticamente desconocidas. Un médico canadiense, sir William Osler, probablemente el médico más brillante de su época (1849-1919), admitió que era un proceso más difícil de diagnosticar que muchos otros ya que durante su vida profesional apenas había visto algunos casos.

Irónicamente, en nuestra sociedad sigue planteándose el problema de la desnutrición. Gran parte de los alimentos que consumimos carecen de los nutrientes esenciales. Consumimos un número cada vez mayor de grasas y de azúcares refinados, aproximadamente la misma cantidad de proteínas y mucha menor cantidad de hidratos de carbono naturales. Consumimos menos patatas y menos pan «porque engordan» (pero v. más adelante), mucha menor cantidad de fibra y menos cereales, verdura y fruta.

Numerosos aspectos de nuestro estilo de vida moderno son responsables de la epidemia actual de las enfermedades coronarias y ataques al corazón. Entre estos factores cabe citar nuestra dieta, especialmente con el consumo de alimentos procesados ricos en grasa y azúcares refinados, considerados por la mayor parte de los expertos sanitarios como los principales culpables.

1. *Dieta para mejorar la salud y la vitalidad*

Podría preguntarse qué tiene esto que ver con la vitalidad. Quizá relaciona la vitalidad con los jóvenes deportistas y activos que participan en maratones, que van a clases de aerobic y que bailan toda la noche en una discoteca. Pero no, usted puede y debe sentirse vital a cualquier edad y tan lleno de energía como le permitan sus circunstancias personales. Ya tenga 40 años, sea obeso y esté algo deprimido, o tenga 70 años, esté estresado y sea escéptico con respecto a los métodos naturales para controlar la presión arterial, la vitalidad, el bienestar y las ganas de vivir son un derecho de nacimiento. Puede recuperarlas, por arte de magia, con una dieta adecuada, una relajación oportuna y una disminución eficaz de la presión arterial.

Comer para mantener la salud y la vitalidad

Los aspectos más importantes de la dieta a base de alimentos naturales son:

- Excluir de la dieta los alimentos procesados y la comida basura de los que se han eliminado la fibra, vitaminas y otros nutrientes y a los que se han añadido sustancias químicas sintéticas.
- Disminuir el consumo de grasas de cualquier tipo, en especial las grasas saturadas animales presentes en la carne roja y en la piel de las aves; leche, mantequilla, queso y otros productos lácteos.
- Disminuir el consumo de azúcares refinados.
- Disminuir el consumo de sal.
- Aumentar el consumo de fibra.

Los *hidratos de carbono* son los azúcares y los almidones, que se transforman en azúcar durante el proceso de la digestión. La dieta occidental normal favorece los azúcares refinados, es decir, el azúcar blanco que sólo proporciona calorías y la harina blanca que carece de fibra (parte de los otros nutrientes son eliminados durante su fabricación, se sustituyen antes de ponerla a la venta).

En general nos gustan el pan blanco, los panecillos, los bocadillos, bollos, pasteles y cualquier otro producto fabricado con harina blanca como las pizzas, la pasta, las tartas y las galletas. Nuestra dieta suele incluir arroz blanco y en general nuestra forma de consumir patatas incluye las patatas fritas de bolsa o caseras y los purés de patata instantáneos. Asimismo nos inclinamos por los cereales del desayuno que nadan en azúcar o chocolate, las macedonias de fruta de lata y azucaradas, mermeladas, helados, las bebidas con gas y el alcohol.

Los hidratos de carbono de los alimentos naturales son una variedad de hidratos de carbono complejos, no refinados, que contienen todo su complemento de fibra, minerales y vitaminas. La harina integral se produce moliendo los granos enteros, incluyendo tanto el salvado como el germen de trigo, el «centro vital» de la planta que contiene los ácidos grasos esenciales, vitaminas del grupo B y vitamina E, calcio y hierro.

Otros hidratos de carbono no refinados son el arroz integral y otros cereales como el trigo sarraceno (estrictamente hablando, una semilla), la cebada, la avena, el maíz, el centeno, el trigo y el mijo; las legumbres (garbanzos, guisantes, lentejas), las patatas y la fruta (natural, frutos secos y en zumo). Los expertos en nutrición sugieren que los alimentos de este tipo deberían constituir el 60-70% de la dieta total.

Los alimentos ricos en azúcares simples tales como los dulces, el chocolate y las bebidas de lata aumentan rápidamente el nivel de azúcar en la sangre, en especial cuando se toman con el estómago vacío. Levantan el ánimo, que es la razón de que se escojan como alimentos del bienestar, y suministran una energía instantánea. El problema se origina cuando el azúcar ha alcanzado el torrente circulatorio, ya que un aumento súbito del azúcar en la sangre provoca la liberación por parte del páncreas de una cantidad elevada de insulina. Esto produce la eliminación del azúcar adicional de la sangre, que es transportado hasta las células de los tejidos. Cuando la entrada de azúcar es súbita y muy importante, el proceso tiene lugar con tanta eficacia que el nivel en la sangre disminuye con gran brusquedad, a menudo hasta un nivel anormalmente bajo. Esta disminución del nivel del azúcar en la sangre (que los médicos denominan *hipoglucemia*) provoca algunos síntomas desagradables, como un latido cardíaco rápido (taquicardia), náuseas, dolores de cabeza, además de la necesidad de ingerir rápidamente más azúcar. Este ciclo puede repetirse varias veces hasta que se consume la siguiente comida. Se cree que una de las causas de que en los individuos de mediana edad aparezca una diabetes no insulinodependiente (es decir, cuyo tratamiento no depende de la insulina) es la necesidad extrema de consumir alimentos ricos en azúcar.

En las recetas a base de alimentos naturales, como edulcorante se utilizan concentrados de fruta y frutos secos en lugar de azúcar refinado. En ocasiones, también se añade azúcar integral no refinado, miel y otros jarabes naturales o polvo de algarroba (que es un sucedáneo natural del chocolate, utilizado para elaborar chocolate para diabéticos).

La *fibra* aporta consistencia a los alimentos, lo que contribuye a fomentar la masticación, absorbe el agua y se hincha, con lo que sacia el apetito. Contribuye a aumentar los movimientos intestinales y nos protege frente al estreñimiento. Algunos tipos de fibra recubren la pared del estómago, lo cual disminuye la absorción y la digestión del colesterol y otras grasas de la dieta. La fibra también controla la entrada de azúcar en el torrente circulatorio a un ritmo que el páncreas puede afrontar. El resultado es un suministro constante de energía sin síntomas de hipoglucemia.

Las mejores fuentes de fibra son las judías, las lentejas, cereales, fruta y verdura fresca, frutos secos y pan integral. No es suficiente añadir salvado a los cereales del desayuno o a otros alimentos porque el ácido fítico que contiene altera la absorción de calcio y puede conducir a una deficiencia de calcio.

En los países desarrollados, las dietas pobres en fibra constituyen la causa más importante de estreñimiento crónico, y la acumulación consiguiente de toxinas en el intestino grueso (la última parte del tubo digestivo) se ha asociado con cáncer en numerosos estudios clínicos. Además, una dieta excesivamente pobre en fibra también se ha relacionado con otras formas de cáncer, venas varicosas, placas fibrosas y otros problemas circulatorios. Según los expertos, el consumo diario recomendado de fibra es de unos 25-35 gramos.

Las *proteínas* son indispensables para los numerosos procesos bioquímicos de nuestro organismo, entre los que se incluyen las actividades de reparación y la generación de nuevas células. Las proteínas también suministran energía en la misma proporción que los hidratos de carbono: un gramo de proteínas genera unas cuatro calorías. La carne roja, en especial la de buey, ternera y cordero, es preponderante en nuestra dieta occidental y se clasifica como la fuente de proteínas de «primera clase» porque proporciona todos los aminoácidos (que son los componentes básicos de las proteínas) esenciales que necesitamos.

No obstante, durante la digestión, la carne roja se desdobla en determinadas sustancias que se consideran asociadas con las alteraciones del intestino grueso, y además suministra un mayor número de grasas animales saturadas de las que aparentemente contiene. Además del contorno de grasa de un bistec o una chuleta, la carne de los animales criados en granjas está revestida de vetas de grasa. Es interesante destacar que esto no ocurre con la carne de los animales silvestres (conejos, liebres, venados, jabalíes que viven en su hábitat natural), probablemente debido a una dieta natural y un ejercicio adecuado.

Las fuentes más saludables de proteínas para las personas no vegetarianas son la carne sin piel de las aves, los riñones, el hígado, el corazón, y el pescado. Los pescados grasos tales como la caballa, el arenque y el arenque ahumado, salmón, pez espada y sardinas son especialmente beneficiosos. Se ha descubierto que el aceite de pescado contiene dos ácidos grasos esenciales, uno de los cuales, el ácido eicosapentaneoico, protege frente a las enfermedades arteriales y el infarto de miocardio (v. cap. 6).

Los huevos (como máximo tres o cuatro a la semana) cocidos sin grasa, el queso bajo en grasas y la soja también son ricos en proteínas. Muchas personas aficionadas a la carne consumen proteínas vegetales varias veces a la semana porque les gustan, antes que por razones de salud. Las proteínas vegetales son deliciosas, y las legumbres y cereales son bajos en grasas y ricos en proteínas y en fibra. Pueden consumirse junto con los frutos secos y los productos lácteos (queso, leche, yogur) para satisfacer las necesidades de ocho aminoácidos esenciales. La soja es un caso especial, ya que contiene todos los aminoácidos esenciales. El consumo diario recomendado de proteínas en los países occidentales es de 65-90 gramos para los hombres y de 55-63 gramos para las mujeres. Algunos factores tales como el estrés, las enfermedades infecciosas, el calor excesivo y una actividad física intensa aumentan las necesidades individuales.

Las *grasas* proporcionan más del doble de las calorías producidas por los hidratos de carbono o las proteínas, en

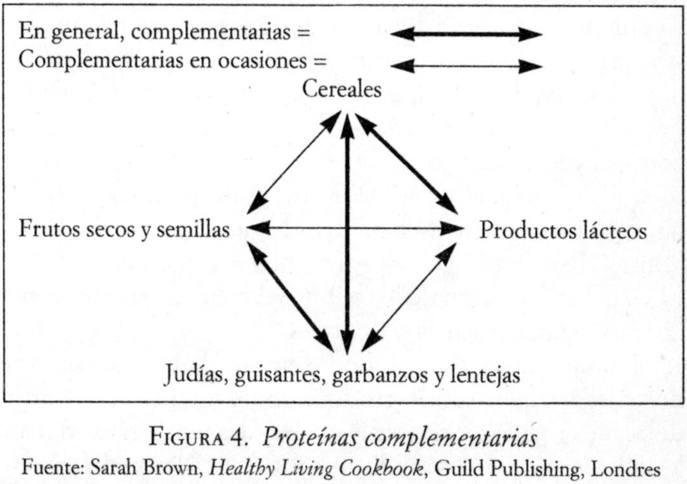

FIGURA 4. *Proteínas complementarias*
Fuente: Sarah Brown, *Healthy Living Cookbook*, Guild Publishing, Londres

torno a las nueve calorías por gramo. Esto es lo que convierte a las grasas en el peor enemigo de una persona que sigue una dieta de adelgazamiento. En muchos países no se ha establecido un consumo diario de grasa, aunque algunos expertos en nutrición consideran que un adulto sano, de 20-50 años de edad, debería disminuir su consumo hasta valores inferiores al 10-15%, mientras que el consumo medio mencionado para la mayor parte de los países occidentales es de alrededor del 40% al día.

Una dieta a base de alimentos naturales que limita el consumo de carne roja y de productos lácteos enteros automáticamente disminuye el consumo de grasas saturadas. Esto, junto con el importante contenido de fibra, que como ya se ha mencionado sacia el apetito, y la disminución del consumo de azúcares refinados hace que el consumo de alimentos naturales constituya una elección natural para las personas con sobrepeso que desean perder los kilos de más, y al mismo tiempo disfrutar de la comida.

Las grasas son de dos tipos: saturadas y poliinsaturadas. Las fuentes más saludables son las de grasas poliinsaturadas presentes en los aceites prensados en frío como los de semillas (el aceite de girasol, el aceite de soja) y la margarina fabricada a partir de ellos. Se ha demostrado que estos aceites contribuyen a disminuir el colesterol. El ácido oleico, sobre todo el de oliva, el principal ácido graso monoinsaturado, también tiene un efecto beneficioso sobre los valores de colesterol. Esto explica el renovado interés por el aceite de oliva en la modificación de los hábitos dietéticos para prevenir las enfermedades cardiovasculares.

Durante la extracción de los aceites habituales utilizados para cocinar o en la producción de margarinas a partir de aceites vegetales, se emplean elevadas temperaturas, con lo que algunos de los ácidos grasos esenciales beneficiosos contenidos en los aceites naturales (conocidos como *cis*) se convierten en la forma más perjudicial *trans*. Nuestro cuerpo utiliza los ácidos grasos esenciales cis para conservar en estado saludable las membranas celulares, entre las que se incluyen las de los tejidos que revisten las arterias, las venas y el corazón. Las formas trans interfieren con las formas cis.

Los métodos de cocción más saludables son los que utilizan una menor cantidad de grasa y que al mismo tiempo someten el aceite a temperaturas elevadas el menor tiempo posible. Para freír se requiere un poco de aceite calentado a temperatura elevada, pero el procedimiento completo sólo precisa unos minutos. Algunos alimentos como los riñones, el hígado y pescado pueden asarse a la parrilla con un poco de zumo de limón en vez de aceite, y la cocción al vapor no requiere nada de grasa.

Los beneficios para la salud y la nutrición de estos métodos de cocción pueden valorarse mejor comparándolos por ejemplo con un asado durante tres horas de una pierna de cordero o de cerdo, empapada de grasa saturada que obstruye nuestras arterias, y con la alternancia de temperaturas bajas y elevadas a la cual se somete el aceite utilizado para cocinar.

En cuanto a las *bebidas*, es indudable que la bebida más saludable del mundo es el agua y probablemente la menos saludable a la larga es el alcohol (v. cap. 9). Entre ambos extremos, dispone de los zumos extraordinariamente nutrientes de verduras y fruta, que puede preparar y beber recién exprimidos. Si desea llevar una vida saludable huya de las bebidas de lata, con azúcar o edulcorantes bajos en calorías, y de cualquier otra bebida de diferentes colores y con sabores artificiales añadidos por el fabricante.

Por otra parte, es preferible que evite el té y el café, si bien es una limitación difícil de seguir. El té contiene tanino y otras sustancias nocivas, pero tanto el té como el café pueden producir unos efectos relajantes beneficiosos. Trate de limitar el consumo de té a tres o cuatro tazas diarias, de preferencia sin azúcar y apenas un chorrito de leche desnatada.

Los amantes del café deberían recordar la cafeína de esta bebida y escoger el café descafeinado, mucho más saludable, especialmente si les gusta el café fuerte y sufren palpitaciones. Las tisanas a base de fruta, plantas medicinales y flores tan exóticas como el cerezo silvestre, hibisco, pétalos de rosa y hojas de flores de la pasión son tan deliciosas como sugieren los hermosos envases decorados que las contienen.

2. *Dieta para disminuir la presión arterial*

Si consume alimentos naturales habrá dado un paso muy importante para tener un corazón y una circulación más sanos. A continuación se mencionan algunas recomendaciones adicionales.

- Controle las grasas de la dieta. Disminuya el número de comidas que incluyen carne y productos lácteos y elimine toda la grasa visible de la carne. Evite el consumo de alimentos fritos y de asados y recuerde la grasa oculta en los alimentos precocinados, pasteles y galletas.
- Incluya pescado en su dieta tan a menudo como le sea posible. Consuma caballa, arenque o pez espada; son deliciosos a la plancha o al vapor con un poco de mostaza o unas gotas de vinagre. El marisco también

es muy recomendable; almejas, langosta, ostras y vieiras tienen un precio muy elevado, de modo que incluya otros como los camarones, berberechos, caracoles y mejillones.

- Es aconsejable que diariamente consuma una ensalada de fruta y hortalizas frescas. Evite las salsas como la mayonesa y aliñe las ensaladas con zumo de limón o vinagre de manzana, mezclados con finas hierbas frescas picadas y unas gotas de miel o yogur desnatado.
- Incluya en su dieta fuentes naturales de potasio, tales como todas las verduras de hoja verde, tomates, patatas, cítricos, plátanos y melón.
- Es preciso que vigile el consumo de calorías si tiene un problema de peso; evite las calorías «vacías» presentes en los dulces y el alcohol y las ocultas en pasteles y tartas. Si no puede pasar sin chocolate, trate de consumir sucedáneos disponibles en las tiendas de productos naturales. Sustituya la mermelada por otra baja en azúcares refinados que contenga edulcorantes como el aspartamo, etcétera. No se olvide de incluir las calorías que proporcionan estos alimentos en su recuento diario de calorías.
- Consuma menos cantidad de sal. La mayoría de la gente consume 12 gramos diarios, cifra que representa diez veces más de la necesaria. Puede disminuir el consumo simplemente no añadiendo sal a los alimentos y utilizando un sustituto bajo en sodio o acostumbrándose al sabor de los alimentos sin sal añadida. Muchos alimentos procesados y de lata como los cereales del desayuno, galletas, bebidas y algunos postres contienen sal añadida, de modo que lea bien las etiquetas.

- Disminuya el consumo de alcohol (v. cap. 9).
- No se olvide de su mejor amigo, la fibra. Inclúyala en todas las comidas y recuerde que lo ayudará a disminuir el nivel de colesterol sérico. Consuma un mayor número de patatas con piel y de fruta fresca (por ejemplo, las manzanas y peras sin pelar, aunque lávelas previamente). Consuma pan integral, queso bajo en grasa y, si desea comer pizza, prepárela con harina integral. Entre comidas no consuma tentempiés con azúcar refinado.

El único secreto para mantener cualquier plan de alimentación es elegir cosas que le gusten. Haga los cambios de una manera gradual e introduzca de uno en uno los ingredientes que no conoce. A continuación se mencionan algunas sugerencias para las comidas que lo ayudarán a disminuir la presión arterial.

Al levantarse, beba un gran vaso de zumo de fruta recién exprimida o una tisana. Después, para cada comida, puede elegir una de las sugerencias descritas a continuación.

Desayuno

Zumo de fruta u hortalizas o una pieza de fruta fresca.

Una ración de cereales en copos (salvado, avena, trigo, maíz, etc.); fruta fresca o fruta seca como albaricoques, melocotones, pasas; un puñado de frutos secos (no salados); leche desnatada; yogur natural; agua mineral o zumo de fruta.

Riñones a la parrilla; champiñones; tomates, o un huevo escalfado con una tostada de pan integral.

Un filete de pescado al vapor.

Pan o un panecillo de multicereales con margarina vegetal o queso desnatado; miel o mermelada con edulcorante.

Para beber: agua, zumo de fruta recién exprimida, té o café descafeinado con edulcorante.

Comida ligera

Ensalada a base de hortalizas crudas: utilice sólo verdura y fruta fresca y atractiva, evitando cualquier hortaliza con aspecto estropeado. Combine cualquier verdura de hoja verde (los diferentes tipos de lechuga, berros, col, coles de Bruselas, espinacas troceadas) con cualquier verdura diferente de las patatas como apio, hinojo, champiñones crudos, remolacha o calabacín. Las hojas de diente de león, el apio, los espárragos y el perejil poseen un efecto diurético natural y muchos herboristas médicos y fitoterapeutas los recomiendan a los pacientes que padecen hipertensión.

Añada diferentes cereales como los mencionados para el desayuno o brotes de alfalfa, cereales o legumbres cocidas o pan integral, ya que constituyen una fuente de hidratos de carbono complejos y de fibra. (Se cree que el trigo sarraceno contribuye a dilatar los vasos sanguíneos contraídos y tonifica y repara las paredes de los vasos.) Añada abundante fruta cruda troceada o en rodajas, pero si trata de perder peso evite los plátanos y el aguacate, muy ricos en grasas.

Añada tan a menudo como le sea posible algunos frutos secos (no salados) como anacardos, cacahuetes, nueces y nueces del Brasil y finas hierbas frescas picadas finamente. Los aliños sin aceite preparados a base de vinagre de manzana le proporcionarán una cantidad adicional de minerales y de oligoelementos. Añada también, si lo desea, ajo picado (a pesar de que existe una cierta controversia, algunos investigadores consideran que puede contribuir a disminuir los valores de la presión arterial). Para aumentar su consumo de proteínas, añada sardinas, salmón o atún, escurriendo bien el aceite, o un poco de pechuga de pavo o de pollo preparada al vapor o a la plancha.

Como bebida, tome un vaso de agua mineral helada con una rodaja de limón y algunos cubitos de hielo.

Comida principal

Siempre que le sea posible empiece con una pequeña ensalada a base de hortalizas crudas, ya que favorecerá la digestión en el intestino delgado.

Hígado a la plancha o al vapor; un bistec pequeño a la plancha (para darse un gusto); pescado cocido al horno con finas hierbas, a la plancha o cocido al horno sobre un lecho de hortalizas, o bien un plato de arroz con pescado y huevos duros (puede utilizar cualquier pescado cocido y desmenuzado) o cocinado al vapor con finas hierbas, ajo picado y unas rodajas de limón o naranja y su zumo. Huevos al curry; aves al horno o guisadas (sin piel).

Una patata de tamaño mediano al horno con un poco de yogur desnatado y finas hierbas o queso desnatado.

Una ración generosa de verdura cocida con un poco de pimienta, zumo de limón o un poco de aceite de oliva.

Después consuma fruta fresca, macedonia de frutas o

zumo de frutas; natillas preparadas con leche desnatada y muy poco azúcar; un postre de fruta preparado con harina de sarraceno, un poco de azúcar moreno, una pizca de nuez moscada, canela o jengibre; puede preparar helados con leche desnatada o tomar una porción de un pastel casero.

Como bebida, agua mineral con zumo de limón, zumo de fruta fresca, un vaso de vino o un vaso de cerveza (200 ml).

3. *Dieta para disminuir los lípidos en sangre*

Un nivel elevado de colesterol o triglicéridos en sangre se conoce con el término de *hiperlipemia.* Es importante que sepa que cada laboratorio de análisis clínicos tiene sus propios límites de valores normales (es aconsejable que el análisis de sangre se realice siempre en el mismo centro); pero, hablando en general, los valores normales de colesterol en los adultos fluctúan entre los 3,6 y 7,3 mmol por litro (140-280 mg/dl) y, en condiciones ideales, entre 4,5 y 5,2 mmol por litro (175-200 mg/dl). Los valores normales de los triglicéridos en sangre son de 0,4-1,9 mmol por litro (o 200 mg/dl). Las grasas o lípidos circulan por nuestra sangre en forma libre o transportados por unas moléculas llamadas lipoproteínas. El colesterol es transportado por diferentes tipos de estas moléculas. El colesterol transportado por las LDL sólo puede eliminarse de la sangre mediante la acción de las HDL, que se encargan de transportarlo hasta el hígado, donde el colesterol puede ser eliminado a través de la bilis (una sustancia segregada por el hígado que se vierte a nuestra vesícula biliar). En consecuencia, además del colesterol total, es muy importante controlar estas fracciones (cuyos valores indica el laboratorio al realizar el análisis de sangre), y su dieta puede ayudarlo a mantener un nivel bajo de colesterol LDL (el «malo») y un nivel elevado de colesterol HDL (el «bueno»).

Existen cuatro tipos principales de hiperlipemias.

Hipertrigliceridemia

La hipertrigliceridemia (aumento de los triglicéridos) es un proceso muy poco frecuente que también puede afectar a los niños. Los pacientes no pueden eliminar la grasa de la dieta al ritmo normal y, después de una comida normal, los quilomicrones (que son las lipoproteínas que transportan los triglicéridos) permanecen en la sangre durante mucho tiempo. Estos pacientes tienen un nivel sanguíneo de triglicéridos muy elevado, pero en general el nivel de colesterol es normal. Los síntomas incluyen episodios de dolor después de una comida muy rica en grasas, un aumento del tamaño del hígado y el bazo y xantomas (que son nódulos cutáneos de color amarillento).

Hipercolesterolemia familiar

Esta hipercolesterolemia se produce con carácter familiar, por lo que, si su padre o su madre padecen esta afección, es muy probable que usted también la sufra. La hipercolesterolemia familiar afecta a un 0,25-0,5% de la población y se asocia con un riesgo mucho mayor de enfermedad coronaria y, en consecuencia, de infarto de miocardio. Muchos de los pacientes afectados sufren un infarto de miocardio antes de los 30 años de edad. En general el tratamiento requiere tanto una medicación de por vida con fármacos para disminuir el colesterol como el seguimiento de una dieta baja en grasas.

Hiperlipemia familiar combinada

Es una enfermedad hereditaria en la que se identifica un aumento tanto de las lipoproteínas de muy baja densidad (VLDL) como de las de baja densidad (LDL). El aumento de estas últimas es el que acarrea un riesgo mayor de coronariopatía, ya que esta lipoproteína es la principal productora de la placa de las arterias. Muchos pacientes también tienen tendencia a presentar sobrepeso, diabetes o hipertensión.

El tratamiento de esta enfermedad debe basarse en los fármacos hipolipemiantes y en la dieta. Algunos pacientes han mejorado espectacularmente con suplementos naturales de goma guar, que contribuye a arrastrar las grasas de la sangre. Esta preparación a base de fibra es extraordinariamente viscosa (espesa y de consistencia parecida a la gelatina) y se administra con agua o espolvoreada sobre los alimentos.

No obstante, el principal medio de control de esta enfermedad es seguir una dieta. Numerosos pacientes cumplen convencidos los consejos dietéticos cuando comprenden su enfermedad y la posibilidad de sufrir un infarto, aunque muchos otros necesitan ayuda y mucha persuasión por parte del médico para lograrlo.

Hiperlipemia secundaria a otra enfermedad

En general, el nivel de colesterol sanguíneo aumenta en los pacientes con una enfermedad renal denominada *síndrome nefrótico*, al igual que en los pacientes con una actividad insuficiente de la glándula tiroides (*hipotiroidismo*). Por consiguiente, el objetivo del tratamiento es la enfermedad subyacente. Para el aumento de los niveles sanguíneos del colesterol asociado habitualmente con la dieta, el sedentarismo, sobrepeso y obesidad, gota y diabetes es preciso seguir una dieta baja en grasas. En algunos pacientes, será necesario asociar un tratamiento con un fármaco hipolipemiante.

Numerosos estudios clínicos han demostrado que el sedentarismo contribuye a mantener un nivel sanguíneo bajo de colesterol HDL (el colesterol bueno). Por esta razón, y dados los múltiples beneficios del ejercicio, los médicos recomiendan la práctica de ejercicio a todos los pacientes con hiperlipemia.

Las primeras tres formas de hiperlipemia mencionadas previamente se conocen con el nombre de «primarias» porque no se producen como consecuencia de una enfermedad subyacente diferente. La siguiente información dietética es adecuada para todos los casos.

Alimentos que deben limitarse según la tolerancia

- Carne magra y carne de ave.
- Queso desnatado y toda la variedad de pastas para extender, tales como el queso para untar, pasta de sardinas, de aceitunas, etcétera, y yogures.

Alimentos que deben evitarse

- Mantequilla, margarina, cualquier grasa para cocinar como la manteca de cerdo y aceites.
- Leche entera o semidesnatada, yema de huevo, queso, helados, nata, etcétera.
- Pasteles, tartas y galletas.
- Dulces hechos con grasas, como el dulce de leche, el chocolate, etcétera.
- Tentempiés y refrigerios que contengan grasas, como

patatas fritas (de bolsa), cacahuetes, aceitunas y aguacates.

- Despojos, carne grasa y de lata, embutidos, pescado graso y pescado rebozado, frito o en salsa.
- Sopas, salsas y cualquier producto preparado con ingredientes de esta lista.

Alimentos permitidos

Se permiten todos los alimentos no incluidos en las listas anteriores; por ejemplo:

- Leche desnatada
- Pan y cereales
- Fruta, verdura y zumos naturales
- Extractos de fruta natural y agua mineral

TABLA 1. *Tipos de grasa en los alimentos de consumo frecuente*

Alimentos ricos en grasas **saturadas**	Alimentos ricos en grasas **poliinsaturadas**	Alimentos ricos en grasas **monoinsaturadas**
Mantequilla, margarina hidrogenada, manteca de cerdo Pasteles, galletas y masas elaboradas con las grasas anteriores Carnes grasas y derivados de la carne, despojos Leche entera, nata, helados y chocolate Patatas fritas de bolsa, frutos secos, salsas para ensalada, mayonesa Quesos grasos y yema de huevo	Aceite de girasol, maíz, cártamo y soja Alimentos preparados con estos aceites, excepto los de la columna anterior	Aceite de oliva Alimentos preparados con este aceite

4. *Pérdida de peso*

La pérdida de los kilos de más siempre plantea un problema difícil y nadie lo sabe mejor que las personas obesas o con un sobrepeso. Si su peso es excesivo y ha tratado en numerosas ocasiones de adelgazar sin éxito, su entusiasmo recibirá el impulso que necesitaba para tener éxito ahora que comprende claramente los beneficios para su salud, para su vida y, en definitiva, para su vitalidad.

Cada año aparecen miles y miles de dietas nuevas. Muchas de éstas se quedan a mitad de camino, otras son lo suficientemente eficaces para hacerse muy populares, y en ocasiones una de ellas se consolida firmemente en nuestro variopinto repertorio del tratamiento de la obesidad.

El único secreto para perder peso con éxito es elegir la estrategia que se adapte a usted. Las dietas muy bajas en calorías tienen una inmerecida mala fama, pero sin ninguna duda desempeñan un importante papel en algunos casos. Muchos médicos consideran que son más eficaces si estas dietas se siguen bajo control médico. Se basan en el único consumo de un preparado que ha de disolverse con agua o leche, que contiene muy pocas calorías pero posee todas las vitaminas y minerales necesarios para su salud. Dado que el paciente obeso sólo consume unas 600 calorías diarias, puede perder una importante cantidad de peso en el curso de un mes. No obstante, puesto que son dietas muy bajas en calorías, no es aconsejable que el paciente haga una vida normal. Los médicos no son partidarios de los fármacos que inhiben el apetito porque producen numerosos efectos adversos y una rápida tolerancia (es decir, al cabo de pocas semanas, para conseguir el mismo efecto supresor del apetito el paciente necesitará aumentar la dosis). Aun así, utilizados de manera prudente, estos fármacos pueden romper las barreras de la desesperación por el fracaso en la pérdida de peso y ponerlo en el buen camino para empezar a perderlo.

Sea cual sea el método que decida emplear, para tener éxito debe recordar esta ecuación: el consumo de calorías *debe* ser inferior al gasto de energía; y el método más sensato es combinar el ejercicio regular con una dieta hipocalórica.

Es aconsejable que adquiera un buen libro sobre dietas donde encontrará muchas sugerencias sobre el consumo de calorías apropiado para su edad, sexo y el grado de obesidad. Es posible que se sorprenda del número de calorías que se le permite consumir en las primeras semanas. Los hombres y mujeres muy obesos normalmente pueden perder peso con una dieta de 1.500 calorías diarias, lo que dependerá de su grado de actividad. Está claro que un agricultor, un obrero de la construcción, un basurero o un carbonero gastan mucha más energía diariamente que un oficinista, una dependienta o una secretaria.

A medida que pierda peso, su índice metabólico (la velocidad a la cual su cuerpo quema energía) empezará a disminuir, lo que puede remediar mediante un ejercicio regular si su estilo de vida es sedentario. El ejercicio es muy beneficioso para perder peso y acelera la eliminación de la grasa, contribuye a aumentar los niveles de colesterol HDL, tonifica el corazón y los pulmones y contribuye a disminuir la presión arterial. Además, paradójicamente, el ejercicio *aumenta* la energía, la vigilancia y la vitalidad.

Con independencia de que siga una dieta a base de alimentos naturales o una dieta especial para disminuir el nivel de los lípidos sanguíneos y para perder peso, es muy importante que reduzca su consumo de calorías a medida que pierda kilos.

En el próximo capítulo revisaremos los suplementos dietéticos que lo ayudarán a perder peso y a controlar su presión arterial, así como a reducir su nivel de estrés.

Capítulo 6

Suplementos dietéticos útiles

Durante mucho tiempo los expertos en nutrición han mantenido una acalorada controversia, que persiste hoy día, sobre la necesidad de añadir a nuestra dieta suplementos a base de nutrientes naturales. Lo curioso es que los que los defienden y sus detractores no siempre están claramente separados por la línea divisoria entre la medicina ortodoxa y las terapias naturales. Algunos expertos médicos con una formación en nutrición respaldan los suplementos a base de nutrientes y adoptan la visión naturópata de que ni siquiera una dieta a base de alimentos exclusivamente naturales suministra todas las vitaminas, minerales, oligoelementos y aminoácidos que un individuo precisa.

Algunos médicos partidarios de las terapias alternativas respaldan de manera tan convincente los beneficios del consumo de alimentos naturales, que consideran innecesarios los suplementos y sugieren a las personas que siguen sus consejos que traten de seguir un régimen de alimentación completamente equilibrado.

Sin duda, como siempre, existen aspectos ciertos en ambos puntos de vista. En teoría, una dieta a base de alimentos naturales que contiene las cantidades adecuadas de fruta y hortalizas frescas cultivadas de manera orgánica, zumos recién exprimidos, cereales, frutos secos, aves y huevos, pescados procedentes de mares y ríos no contaminados, etcétera, debería suministrar cualquier nutriente necesario para el cuerpo humano.

No obstante, no es posible adoptar una dieta con estas características, simplemente, porque muchos alimentos no están disponibles (ya sea por la estación del año, el precio, etc.), y concentrar casi por completo las facultades de nuestra imaginación y nuestra capacidad intelectual en lo saludable que ha de ser nuestra próxima comida puede incrementar el estrés y originar como consecuencia una obsesión neurótica, al mismo tiempo que nos sentiremos frustrados por nuestros intentos fallidos al no conseguirlo.

Desnutrición en Occidente

Además de este problema, el estilo de vida de los países occidentales, a pesar de que es el prototipo de sociedad de consumo, provoca un tipo exclusivo de desnutrición incluso en las personas que tratan de comer de manera saludable. Numerosos productos de alimentos naturales de preparación rápida, envasados y congelados, contienen sal, grasas y azúcar refinado ocultos; por otra parte, considerando el ritmo de vida de la mayoría de la gente, ¿quién de nosotros no confía en mayor o menor grado en las comidas precocinadas?

El estrés desempeña un papel muy importante en nuestra vida desde la niñez hasta la edad avanzada: la tasa cada vez mayor de enfermedades relacionadas con el estrés, tales como los infartos de miocardio, las apoplejías y la hipertensión, enfermedades psicosomáticas y afecciones neuróticas y psicóticas, dan prueba de ello. Los estudios de investigación en animales y en seres humanos llevados a cabo durante los últimos diez años en Europa, Estados Unidos, Rusia y

Japón han puesto de manifiesto que el estrés puede tener efectos extraordinariamente nocivos tanto sobre el cuerpo como sobre la mente.

Aunque en otro tiempo se consideraba que el estrés únicamente era responsable de la tensión y problemas emocionales, hoy día se ha demostrado que el estrés afecta a la función de los neurotransmisores cerebrales que transmiten los mensajes de los impulsos eléctricos de las neuronas por todo el cerebro, al sistema inmunológico, en especial los linfocitos (una clase de leucocitos), responsables de combatir las enfermedades infecciosas y las modificaciones cancerosas de las células, y a la producción de hormonas, enzimas y otras sustancias químicas corporales esenciales. La suma total de los efectos del estrés aumenta considerablemente nuestra necesidad de numerosos nutrientes vitales, cuando no todos.

Otros factores negativos y perturbadores tales como el estrés geopático (los meridianos magnéticos de la tierra); las interferencias electromagnéticas a partir de los cables de alta tensión, los monitores, microondas, televisores y otros aparatos electrodomésticos e industriales; los contaminantes atmosféricos, la fatiga, el humo del tabaco, los aditivos, colorantes y conservantes de los alimentos sintetizados químicamente, un consumo elevado de alcohol, la radiación y las enfermedades virales también son responsables de numerosos trastornos de nuestra salud y aumentan nuestra necesidad de suplementos dietéticos.

Suplementos para la hipertensión y la circulación

Con independencia de la estrategia que haya decidido establecer para mejorar su salud, es aconsejable que siempre empiece con un complejo diario a base de multivitaminas y minerales. Se ha demostrado que los nutrientes dietéticos específicos descritos a continuación contribuyen a disminuir la hipertensión, especialmente cuando se consumen junto con una dieta a base de alimentos naturales y se acompañan de otras medidas saludables, como el ejercicio regular.

Vitamina E y selenio

La vitamina E se caracteriza por una multitud de efectos beneficiosos sobre todo el organismo, pero muy especialmente sobre los vasos sanguíneos. La vitamina E actúa como anticoagulante y como antioxidante, por lo que contrarresta los efectos de los radicales libres (fragmentos de átomos o moléculas extraordinariamente activos), que lesionan y destruyen numerosos tejidos de nuestro organismo incluida nuestra piel (en parte, los radicales libres son responsables de nuestras arrugas); también se cree que aumentan la frecuencia con la que los depósitos grasos de la placa fibrosa se acumulan en las paredes de las arterias. Esta vitamina también estimula la producción de glóbulos rojos y el crecimiento y desarrollo saludable de cada órgano, incluyendo el corazón y el sistema circulatorio.

La vitamina E combate la hipertensión al conservar la salud del corazón, las arterias, venas y capilares, y al estimular un control equilibrado de la dilatación y constricción de las arteriolas, las principales responsables del nivel de la presión arterial diastólica. Su acción en este terreno se manifiesta en los beneficios bien establecidos de esta vitamina en las mujeres menopáusicas que experimentan sofocos y sudación nocturna. Se cree que estos síntomas, que se producen por la reducción de los niveles de estrógenos, son consecuencia de la disminución del control de la dilatación y contracción de los pequeños vasos sanguíneos localizados en la piel e inmediatamente debajo de ella. La vitamina E carece de efecto directo sobre el déficit de estrógenos, pero regula la actividad anómala de los vasos sanguíneos.

Las acciones beneficiosas de la vitamina E sobre la potencia y apetito sexual, el rendimiento atlético y el acné y para combatir la infertilidad probablemente también guardan relación con sus efectos sobre la función de los vasos sanguíneos.

Las fuentes naturales de vitamina E incluyen los albaricoques, almendras, aceite de maíz, aceite de semilla de algodón, las avellanas, margarina, cacahuetes, pipas, germen de trigo, nueces y harina integral.

Dosis recomendadas: dosis de 100 UI (unidades internacionales) hasta una dosis de 400 UI diarias durante un período de ocho semanas han producido resultados satisfactorios en el tratamiento de la hipertensión. Si ya recibe un tratamiento antihipertensivo de cualquier tipo, consulte a su médico o a un dietista.

Los suplementos de vitamina E pueden encontrarse combinados con un oligoelemento, el selenio. Los oligoelementos son minerales vitales (tales como el hierro, cobre, cinc, etc.) que nuestro organismo precisa en cantidades infinitesimales. El selenio complementa los efectos antioxidantes de la vitamina E, actúa como antioxidante y también estimula un crecimiento y desarrollo normales. También se supone que el selenio nos protege frente a todos los mecanismos del envejecimiento, entre los que se incluyen la obstrucción de las arterias por depósitos de placas fibrosas. Contribuye a contrarrestar las enfermedades cardiovasculares, los ataques al corazón y las apoplejías. Estimula las células del sistema de defensa inmunológico, en especial los monocitos, que también contribuyen a combatir las placas de grasa; disminuye la agregación de las plaquetas en el torrente circulatorio y contribuye a prevenir la formación de coágulos en las lesiones de vasos sanguíneos en el corazón y en el cerebro.

El selenio se encuentra en los siguientes alimentos: germen de trigo, cereales, pescado, hígado y riñones, pollo, yema de huevo, salvado, brócoli, leche, champiñones, pepino, ajo, col y cebollas.

Dosis recomendadas: no se han establecido las cantidades diarias recomendadas de selenio, pero se ha calculado que las cantidades de selenio existentes en combinación con los suplementos de vitamina E satisfacen las necesidades diarias normales.

Carnitina

La carnitina es uno de los 20 aminoácidos que constituyen los componentes básicos a partir de los cuales se forman las proteínas. Como otros miembros de este grupo de sustancias, la carnitina desempeña diversos importantes papeles en las reacciones bioquímicas del ser humano y de los animales. En este contexto, la más importante es el transporte de los ácidos grasos hasta el interior de unos órganos minúsculos existentes en las células que se denominan *mitocondrias*, dentro de las cuales los ácidos grasos y la glucosa se combinan con el oxígeno para producir energía, la fuente de vida de la célula y en consecuencia de los organismos vivos.

De acuerdo con una investigación reciente, la carnitina parece ser muy beneficiosa para el músculo cardíaco de la gente que padece una coronariopatía ateromatosa. Las células del músculo cardíaco son naturalmente ricas en carnitina, ya que el músculo cardíaco deriva el 48-70% de sus necesidades energéticas totales de los ácidos grasos de cadena larga. Estas necesidades energéticas, incluso en situación de reposo, son considerables, ya que —a diferencia de otros músculos corporales— el corazón nunca puede tomarse un tiempo de descanso, de relajación. Durante un período de 24 horas, el corazón bombea el equivalente a 7.200 litros de sangre a través de los 120.000 kilómetros de vasos sanguíneos que recorren todo nuestro cuerpo.

La hipertensión somete al músculo cardíaco a una constante tensión, con lo que incrementa su carga de trabajo y sus necesidades de energía. En un estudio clínico reciente, se administró carnitina por vía intravenosa a un grupo de pacientes con cardiopatía isquémica (es decir, una coronariopatía). La tolerancia al ejercicio de estos pacientes mejoró visiblemente y los músculos cardíacos de estas personas utilizaron con mayor eficacia los ácidos grasos como fuente de energía.

La carnitina puede tomarse como un suplemento dietético por su efecto protector frente a las enfermedades cardiovasculares y con el objetivo de fortalecer el músculo cardíaco debilitado. La dosis apropiada para la mayor parte de los adultos, con el objetivo mencionado previamente, es de 200 mg tres veces al día. Los individuos con cardiopatía o hipertensión deben recibir un consejo médico adecuado de un especialista en nutrición.

Otros aminoácidos

La *histidina* mejora el flujo de sangre en las arterias coronarias y contribuye a reducir la presión arterial por medio de la relajación de las paredes de los vasos sanguíneos.

La *taurina* se ha utilizado con éxito como tratamiento de la insuficiencia cardíaca congestiva, una complicación muy frecuente de la hipertensión crónica, tal como se ha explicado en el capítulo 3. Durante un período de cuatro semanas, 58 pacientes tomaron parte en un ensayo médico controlado. Los pacientes se dividieron en dos grupos; un grupo recibió comprimidos de placebo (sustancia inerte) mientras que el otro grupo recibió 6 gramos diarios de taurina. Los pacientes de este grupo experimentaron un alivio considerable de la disnea, retención de líquidos y palpitaciones, y los médicos identificaron otros beneficios en la radiografía de tórax y en su capacidad funcional global. La taurina demostró su utilidad con independencia de que los pacientes recibieran un tratamiento con digital (un tónico para el corazón). En los pacientes que recibieron la sustancia inerte, el placebo, no se identificó una mejoría significativa.

Además, la taurina contribuye a mantener el colesterol en estado líquido en el torrente circulatorio e impide que se solidifique en forma de placas dentro de las paredes arteriales.

Suplementos de aceite de pescado

Los suplementos de aceite de pescado contienen *ácidos grasos esenciales* que protegen notable y eficazmente frente a las enfermedades del corazón y las arterias. El más importante es el ácido eicosapentaenoico (EPA), cuyo consumo permanentemente elevado se ha relacionado con la menor incidencia de trombosis coronaria y otras formas de cardiopatías en los esquimales de Groenlandia, en las comunidades japonesas que consumen pescado y en otras poblaciones cuya dieta se basa fundamentalmente en el pescado graso.

El ácido eicosapentaenoico da lugar a unas sustancias conocidas como prostaglandinas de tipo 3, unas sustancias similares a las hormonas que desempeñan papeles vitales en la regulación minuto a minuto de los procesos celulares de todo el organismo. Las prostaglandinas de clase 3 disminuyen las probabilidades de formación de coágulos sanguíneos (trombosis), de modo que el EPA no sólo disminuye el riesgo de infartos de miocardio y apoplejías sino que también reduce los niveles sanguíneos de lípidos y colesterol que más probablemente dan lugar a placas arteriales de depósitos grasos (es decir, el colesterol LDL). También se ha demostrado que disminuye la presión arterial y afecta la actividad de los monocitos (una clase de leucocitos), que contribuyen a combatir la enfermedad arterial en todo el organismo.

El EPA también puede contribuir a reducir la hipertensión. Un ensayo clínico incluyó a 16 pacientes hipertensos tratados durante un período de 12 semanas. Todos los participantes tenían unos valores de presión arterial sistólica inferiores a 200 mm Hg y unos valores de presión arterial diastólica de 91-100 mm Hg.

Los participantes fueron asignados de manera aleatoria (al azar) a uno u otro de dos grupos: un grupo recibió un placebo en forma de cápsulas idénticas a las del aceite de pescado y el otro grupo el suplemento a base de aceite de pescado, en forma de cápsulas. A continuación, el primer grupo recibió el suplemento de aceite de pescado y el segundo, el placebo. El estudio fue «doblemente ciego», es decir, ni los pacientes ni los médicos sabían en ningún momento qué grupo había recibido el placebo o el suplemento activo o viceversa.

Los valores medios de la presión arterial previos a la asignación a los dos grupos de tratamiento fueron de

160 mm Hg (sistólica) y 94 mm Hg (diastólica). Después de seis semanas de tratamiento con placebo, estos valores aumentaron hasta 161/94,5 mm Hg y después de los suplementos con aceite de pescado disminuyeron hasta 151/92,5 mm Hg. En una posición de decúbito supino, es decir, con el paciente acostado, la presión arterial sistólica fue una media del 5,48% menor con los suplementos de aceite de pescado que con placebo y en una posición de bipedestación, es decir, con el paciente de pie, fue un 5,66% menor. La disminución de la presión arterial diastólica después del tratamiento con aceite de pescado no fue estadísticamente significativa.

De los 16 pacientes, 13 consideraron que el tratamiento con aceite de pescado fue aceptable o más aceptable que la medicación que habían recibido previamente para la hipertensión. En este ensayo los suplementos de pescado utilizados contenían una concentración mayor de ácido eicosapentaenoico que los preparados que pueden encontrarse en las farmacias y en las tiendas de productos naturales con una finalidad puramente protectora; no obstante, tomar un suplemento diario de aceite de pescado es una práctica sensata y saludable, con independencia de que su objetivo sea mejorar su salud global, vitalidad y resistencia cardíaca o contrarrestar de una manera natural la hipertensión.

Aceite de prímula y aceite de borraja

El aceite de prímula y el aceite de borraja contienen un ácido graso esencial, el ácido gammalinolénico o GLA, que también produce un aumento de las prostaglandinas cardioprotectoras, concretamente de las prostaglandinas de clase 1 (PG1). En numerosos estudios clínicos se ha utilizado el aceite de prímula para evaluar sus diversas aplicaciones terapéuticas, y los resultados han puesto de manifiesto que dosis de 200-400 mg diarias de aceite de prímula disminuyen el nivel de colesterol y el riesgo de trombosis y pueden ser muy eficaces para disminuir la presión arterial en pacientes que padecen una hipertensión leve a moderada.

Coenzima Q

Durante la última década se ha prestado una atención considerable a este nutriente. La coenzima Q (CoQ) es un constituyente esencial de las mitocondrias de las células y desempeña un papel decisivo en la producción de energía. El oxígeno desempeña un importante papel en la ecuación energética y, como ya hemos mencionado, se une en el interior del tejido muscular cardíaco con la glucosa y los ácidos grasos esenciales de cadena larga para liberar la energía necesaria. Específicamente, la coenzima Q controla el flujo de oxígeno dentro de las células individuales, y por esta razón desempeña un papel principal en el metabolismo del músculo cardíaco.

Diversos ensayos han demostrado que la coenzima Q puede disminuir la presión arterial, aliviar la angina de pecho y contrarrestar la insuficiencia cardíaca congestiva al mejorar la actividad muscular del corazón. Antes de tomar este nutriente, si padece enfermedades cardíacas u otros problemas circulatorios, es preciso que consulte a su médico o a un experto en nutrición.

Suplementos antiestrés

VITAMINA C CON BIOFLAVONOIDES

La vitamina C es la vitamina antiestrés por excelencia. Refuerza el sistema de defensas inmunológico frente a los efectos de las tensiones físicas, mentales y emocionales, y facilita la absorción de hierro, oligoelemento esencial para la producción de hemoglobina, el pigmento de la sangre que transporta el oxígeno, y para la producción de los glóbulos rojos en la médula ósea.

La vitamina C conserva los capilares fuertes y sanos, y contribuye a protegerlos frente a la debilidad de las paredes vasculares, que conduce a la extravasación de sangre después de un hematoma o contusión. Presente en concentraciones elevadas en los cítricos, la vitamina C se descubrió por primera vez cuando se demostró que las naranjas y limones curaban el escorbuto, la enfermedad causada por déficit de vitamina C, cuyos síntomas principales son los hematomas y cardenales después de heridas sin importancia y las hemorragias gingivales.

Otros beneficios de los suplementos de vitamina C incluyen una disminución del nivel de colesterol sanguíneo, una protección frente a la cardiopatía y una mejoría de las afecciones emocionales relacionadas con el estrés.

Además de las frutas cítricas, las fuentes naturales de vitamina C incluyen espinacas, col, brócoli, coles de Bruselas, berros, pimientos verdes, col rizada, tomates, patatas, papaya, guayaba, los percebes y la grosella negra o una variedad de ésta, el casis.

Dosis recomendadas: las opiniones sobre la dosis recomendable de vitamina C como suplemento diario son muy variables. Uno de los pioneros de la investigación científica, el doctor Pauling, que fue recompensado con el premio Nobel, decía haber curado un cáncer con dosis muy elevadas de vitamina C intravenosa, y tomar él mismo 21 gramos diarios de vitamina C. En general, es suficiente un gramo diario, además de la vitamina C presente en el complejo de multivitaminas y minerales que toma a diario. Cuando perciba síntomas de un resfriado, dolor de garganta o gripe o cuando esté sometido a mayor estrés de lo habitual, puede doblar o triplicar esta dosis.

Los *bioflavonoides* son los pigmentos de colores brillantes de la piel y la cáscara de la fruta cítrica, pimientos, albaricoques, cerezas, uva, papayas, tomate y verdura de hoja verde. Se encuentran asociados a la vitamina C e incluyen la rutina, hesperidina, nobiletina, sinensetina y tangeretina.

Los bioflavonoides también se caracterizan por un efecto antioxidante e impiden la oxidación de la vitamina C y la adrenalina por las enzimas que contienen cobre. Fortalecen los capilares; previenen las hemorragias nasales, la hemorragia posparto y las contusiones. También contribuyen a contrarrestar las hemorragias retinianas en la gente que padece diabetes e hipertensión.

Dosis recomendadas: no se ha establecido todavía la cantidad diaria recomendada, pero la dosis presente en los suplementos de vitamina C es suficiente con el objetivo de conservar la salud. No debe tomar suplementos de bioflavonoides para corregir una hemorragia sin consultar a su médico cuál puede ser la causa subyacente.

Complejo de la vitamina B

En general, cuando estamos sometidos a estrés aumentan nuestras necesidades de las vitaminas del complejo B. Se sabe que los suplementos de diversas vitaminas B son de especial utilidad; a menos que un experto en nutrición le aconseje lo contrario, es necesario que tome todo el complejo de la vitamina B en forma de suplemento. La tiamina (vitamina B_1) combate los altibajos emocionales. La niacina (vitamina B_3) fomenta la salud de todo el sistema nervioso y contribuye a protegernos frente a las migrañas (un tipo de dolor de cabeza) y la hipertensión relacionada con el estrés. El ácido pantoténico (vitamina B_5) alivia la tensión, contribuye a la función óptima de las glándulas suprarrenales y combate la ansiedad y la fatiga causada por el estrés físico y psicológico. La piridoxina (vitamina B_6) puede proveer un eficaz alivio de la ansiedad y la tensión causados por el síndrome de tensión premenstrual.

Calcio

Muchos expertos en nutrición, médicos y naturópatas recomiendan los suplementos de calcio cuando el nivel de estrés es elevado, para satisfacer las demandas adicionales de calcio de nuestro organismo. Los fumadores y las personas que consumen muchas proteínas tienen mayor necesidad de este mineral. Durante la menopausia y después de ella, las mujeres necesitan especialmente el calcio, ya que la disminución del nivel de estrógenos contribuye a reducir la masa ósea y refuerza la fragilidad de los huesos (osteoporosis). La menopausia, que en los países occidentales se produce alrededor de los 50 años, también es el período de la vida en el cual muy probablemente se pondrán de manifiesto problemas de peso, enfermedades cardiovasculares y la hipertensión. La propia menopausia da lugar a tensión, estrés, inquietud e irritabilidad adicionales.

Los suplementos de calcio tomados antes de acostarse pueden contribuir a que su sueño sea más reparador.

Magnesio

El magnesio se ha bautizado como el mineral antiestrés. Es esencial para el metabolismo del calcio y de la vitamina C y debe tomarse con calcio aproximadamente a dosis que son la mitad de éste.

La mayor parte de la gente sometida a estrés precisa cantidades adicionales de magnesio, y los grandes bebedores, más todavía. Además de combatir la depresión y tensión, el magnesio fomenta la salud del sistema cardiovascular y contribuye a prevenir los ataques al corazón.

Cinc

Este mineral desempeña un papel esencial en nuestro organismo. Combate la tensión, contribuye a mantener el estado de alerta mental y contrarresta algunos tipos de depresión.

Nutrientes para la pérdida de peso

Ácidos grasos esenciales

Existen pruebas de que algunos ácidos grasos esenciales contribuyen a la disminución de peso ya que transforman las grasas saturadas (animales) de la dieta en energía mediante un incremento del ritmo al cual se consumen. Un consumo elevado de hidratos de carbono aumenta nuestra necesidad de esta actividad.

Concretamente, se ha demostrado que el ácido gammalinolénico (GLA), presente en el aceite de prímula, aumenta el metabolismo de nuestro tejido adiposo pardo, también denominado grasa parda. Este tipo de grasa corporal se observa en diversas áreas corporales, por ejemplo, en el tercio superior de la espalda entre los omóplatos. La proporción de grasa blanca con respecto a la grasa parda en todo el cuerpo contribuye a regular la facilidad y la rapidez con que ésta se deposita en forma de grasa adicional, indeseable. Aunque la grasa blanca se caracteriza por un metabolismo celular muy bajo, la grasa parda posee un metabolismo celular muy elevado. Aumentando su capacidad de consumo energético contribuimos a perder los kilos y centímetros de más.

Se han utilizado suplementos de aceite de prímula en diversos ensayos sobre disminución de peso efectuados con individuos obesos, y los resultados publicados demuestran su eficacia.

Suplementos de aminoácidos

La hormona del crecimiento (GH), producida por la hipófisis, una glándula de nuestro cerebro, desempeña un papel decisivo en el metabolismo humano, e interviene en la combustión de la grasa y en su conversión en energía y músculo. La GH es liberada por el organismo como respuesta al ejercicio, al ayuno y al sueño, y se alcanza una secreción máxima aproximadamente 90 minutos después de conciliar el sueño.

Después de los 30 años tenemos tendencia a producir una menor cantidad de hormona del crecimiento. Esto en parte explica la propensión de numerosas personas a aumentar de peso durante la época media de la vida, a pesar de no comer más que cuando eran adolescentes.

Dos aminoácidos, la L-arginina y la L-ornitina, estimulan la producción y liberación de GH y se ha sugerido que estos suplementos pueden transformar los niveles de GH de un individuo de 65 años en los de un adulto joven. Un tercer aminoácido, la L-carnitina (es decir, la carnitina mencionada anteriormente), también desempeña un papel decisivo en la conversión de la grasa corporal almacenada en energía, ya que transfiere los ácidos grasos a las mitocondrias de las células para que los utilicen como energía. Se ha demostrado que los suplementos dietéticos de estos aminoácidos contribuyen a disminuir de peso porque convierten la grasa corporal excesiva en tejido muscular magro.

Existen diversos suplementos que, tomados a la hora de acostarse, preferiblemente con el estómago vacío, con zumo o agua u otra bebida no proteica, pueden ser útiles en un programa global de disminución de peso, siempre que éste se base de forma preponderante en un régimen dietético hipocalórico y nutritivo.

En general estos suplementos *están contraindicados* para las mujeres embarazadas y los menores de 18 años.

Capítulo 7

El ejercicio sin esfuerzo

Muchas personas, especialmente aquellas que más lo necesitan, siguen estando muy poco convencidas del valor del ejercicio físico regular. La perspectiva de volverse más activo puede parecer deprimente e incluso sobrecogedora sobre todo cuando ya estamos cansados al término de un día agotador en el hogar o en el trabajo.

Conducir por ciudades con un tráfico denso, viajar en transportes públicos, ir de compras, llevar a cabo las actividades domésticas y cuidar de niños pequeños, además de las horas que pasamos en una oficina, fábrica o cualquier lugar de trabajo puede hacer que estemos demasiado cansados incluso para aprender a relajarnos. Por consiguiente, no es nada sorprendente que el ejercicio en general ocupe el último lugar de la lista de medidas en pos de la salud que deseamos introducir en nuestro nuevo estilo de vida diaria.

Sin embargo, el ejercicio es un factor clave en el tratamiento tanto de la hipertensión como de las enfermedades cardiovasculares. Por ejemplo, el ejercicio controlado es clave para el elevado porcentaje de resultados satisfactorios del Centro de Rehabilitación Cardiovascular de Houston, Texas. Durante los primeros siete años (1978-1985), este centro trató a más de 1.000 pacientes en estado grave, la mitad de los cuales iniciaron un tratamiento con riesgo de muerte súbita en cualquier momento.

De acuerdo con un informe publicado en la revista médica *GP* (junio de 1985), 10 de cada 12 pacientes que se encontraban a la espera de un trasplante cardíaco recuperaron la suficiente salud para poder reanudar la actividad laboral y disfrutar de una vida normal. El director del centro, el antiguo presidente de la Asociación Internacional de Cardiología, observó que en todos los pacientes tratados había mejorado la cardiopatía un 300%, con independencia de su edad. Además, la utilización de diuréticos, vasodilatadores y bloqueadores beta disminuyó un 63% global.

En este centro todos los tratamientos se llevan a cabo de manera ambulatoria y la terapia de rehabilitación dura unas 14 semanas, con una asistencia de dos horas al día, tres veces a la semana. Esta forma de tratamiento no sólo es mucho más rentable sino que también proporciona beneficios mejores que el tratamiento quirúrgico y la medicación, aunque éstos siguen desempeñando un papel clave en el tratamiento de muchos individuos.

El centro utiliza un ejercicio con bicicleta ergométrica (estática), ya que se ha demostrado que es un método simple para asegurar exactamente el ejercicio que un paciente necesita y controlar la frecuencia cardíaca y la presión arterial del paciente. Mientras que el *jogging* y el *squash* pueden ser peligrosos para los pacientes cardíacos, una bicicleta ergométrica —utilizada a un nivel terapéutico predeterminado— nunca ha provocado la necesidad de reanimar a un paciente por un paro cardíaco, a pesar de que algunos pacientes tienen más de 88 años.

Efectos del ejercicio

El entrenamiento saludable en el ejercicio funciona según el principio de la carga de trabajo, lo cual significa que, cuando realiza el ejercicio, necesita hacer un esfuerzo sólo un poco mayor que el habitual. Si no está en buena forma, al principio para usted puede ser suficiente nadar en estilo de brazada muy lentamente dos largos de piscina, mientras que para un nadador profesional pueden ser necesarios cuarenta o cincuenta largos a un ritmo más rápido. Si no está acostumbrado a andar durante más de algunos minutos seguidos, 20-30 minutos andando a paso ligero, aproximadamente a 3-4 kilómetros por hora, producen beneficios fisiológicos y cambios bioquímicos.

Estos cambios incluyen una extracción adicional de oxígeno de la sangre por parte de los músculos y una disminución de las demandas al músculo cardíaco. Su frecuencia cardíaca en reposo será menor y cuando haga ejercicio comprobará que su corazón late con menos rapidez que antes, aunque conserva toda la fuerza de su latido y la expulsión de sangre. Sus músculos se adaptarán a la extracción disponible de oxígeno, por lo que no necesitarán la afluencia de tanta sangre arterial oxigenada. Esto significa que, cuando tenga que hacer un esfuerzo inesperado, los efectos sobre los procesos fisiológicos y su sistema cardiovascular serán mucho menos espectaculares. Además, una vez que el corazón empieza a contraerse con mayor eficacia a cada latido y disminuye la frecuencia con la que se contrae, se ahorra al músculo cardíaco un trabajo innecesario. Estos mecanismos explican los efectos beneficiosos del ejercicio sobre el corazón y los vasos sanguíneos y sobre otros sistemas corporales.

Beneficios del ejercicio

En un artículo que apareció en la revista médica *The Practitioner* (diciembre de 1987, vol. 231), titulado «Razones para aconsejar el ejercicio», los autores del departamento de fisiología y farmacología de un hospital de Nottingham destacaban las ventajas del ejercicio regular en los diversos apartados del artículo. La actividad física mayor, regular y significativa parecía inhibir el aumento de la presión arterial y disminuir la incidencia de hipertensión arterial en hombres y mujeres previamente sanos a medida que envejecieron.

El artículo mencionaba:

> En diversos estudios clínicos de intervención, en adultos con hipertensión arterial leve a moderada o lábil se identificó una disminución media de 13/10 mm Hg de la presión arterial con un ejercicio de resistencia regular y moderado. En los adolescentes hipertensos y en mujeres con hipertensión grave también se identificaron disminuciones de la presión arterial. Esta disminución de la presión arterial podría representar un mecanismo mediante el cual la actividad física contribuye a la prevención de la coronariopatía y la apoplejía.

Coronariopatía

Existe una relación directa demostrada entre el ejercicio físico regular y un corazón sano. El ejercicio que provoca una demanda en el corazón (ejercicio aeróbico) aumenta la fuerza de contracción tal como se ha descrito previamente y disminuye los principales factores de riesgo de una coronariopatía. Además de disminuir la presión arterial, reduce el nivel sanguíneo del colesterol LDL y aumenta el de colesterol HDL, disminuye la formación de coágulos (trombosis), contribuye a mantener un peso corporal normal y libera la tensión emocional.

La importancia del último factor mencionado se refleja en el perfil de la personalidad de «tipo A» que, como se ha demostrado, se asocia con un riesgo mayor de lo normal de sufrir un infarto. La gente con una personalidad de tipo A tiene tendencia a reaccionar mal al estrés, está tensa y frecuentemente irritable, y suele preocuparse por cosas triviales. También tienen tendencia a ser perfeccionistas y a obtener excelentes resultados. El ejercicio regular es especialmente beneficioso para estas personas, ya que les brinda la oportunidad de liberar su energía y tensión reprimidas.

Aunque el ejercicio regular, controlado, no puede sustituir el tejido cardíaco lesionado por nuevas células vivas después de una trombosis coronaria, sus beneficios generales repercuten en el resto del músculo cardíaco sano. La recuperación después de un ataque al corazón, en general es más rápida y más satisfactoria cuando el ejercicio se utiliza como parte del régimen terapéutico, y la consiguiente sensación de recuperar la normalidad contribuye a aliviar la aprensión sombría que sienten muchos pacientes después de un infarto.

Claudicación

Los médicos también recomiendan un ejercicio regular diario para el tratamiento de los problemas arteriales en otras regiones corporales. Las arterias patológicas de las piernas provocan un dolor espasmódico y una debilidad o claudicación (es decir, el paciente tiene que detenerse) al andar, porque no se satisfacen las demandas adicionales de oxígeno y de nutrientes de los músculos de las piernas a causa de la disminución del suministro de sangre. Aunque la cirugía arterial puede desobstruir y en ocasiones reemplazar segmentos de las arterias periféricas patológicas, muchos médicos y cirujanos vasculares prefieren una estrategia más conservadora de un régimen de deambulación, gradualmente creciente y cuidadosamente controlado. El ejercicio regular de este tipo, llevado a cabo por muchos pacientes, ha demostrado grandes beneficios ya que se ha puesto de manifiesto que se traduce en la aparición de nuevos vasos sanguíneos en los músculos de las piernas afectadas. Esto permite a los pacientes andar más y más, sin síntomas de claudicación, durante un período de semanas o meses.

Osteoporosis

El ejercicio también contribuye a combatir la fragilidad ósea u osteoporosis porque aumenta la masa ósea. Todos los adultos pierden calcio a partir de los huesos desde los 35 años en adelante, pero la enfermedad es especialmente grave en las mujeres, que, cerca de los 50 o con poco más de 50 años, pierden una cantidad de calcio considerablemente mayor que los varones cuando aparece la menopausia y sus niveles de estrógenos disminuyen. Los huesos osteoporóticos se vuelven frágiles y se fracturan con facilidad. La fractura más grave que afecta a las mujeres de edad avanzada es la del cuello del fémur (el extremo superior del hueso largo del muslo cuando se introduce en la articulación de la cadera): un 15% de pacientes con esta fractura fallecen al cabo de tres meses y el proceso tiene un coste para los institutos nacionales de salud o la Seguridad Social de miles de millones anuales.

Diabetes

La diabetes acarrea un mayor riesgo de aparición de enfermedades de las arterias, obstruidas por placas de grasa, así como otros problemas vasculares. Se ha demostrado que el ejercicio es muy útil ya que mejora la tolerancia del diabético a los hidratos de carbono y aumenta la sensibilidad de las células del organismo a cualquier cantidad de insulina que el páncreas es capaz de producir.

Insomnio

Un beneficio adicional del ejercicio es que fomenta un sueño saludable. Las exigencias de un estilo de vida ajetreado y

Tabla 2. *Efectos del ejercicio sobre los factores de riesgo de cardiopatías*

Presión arterial		
Sistólica	↓	13 mm HG
Diastólica	↓	10 mm HG
Nivel de lípidos en sangre (lipoproteínas)		
Lipoproteínas buenas	↑	
Lipoproteínas malas	↓	
Colesterol total	↓	
Triglicéridos	↓	
Factores de coagulación		
Función anticoagulante	↑	
Función procoagulante	↓	(después de un ejercicio intenso)
Metabolismo		
Regulación del equilibrio energético	↑	
Corazón		
Trabajo del músculo cardíaco	↓	
Riesgo de arritmias	↓	
Frecuencia cardíaca	↓	

estresante hacen indispensable un reposo adecuado, a pesar de que muchos individuos agotados permanecen despiertos noche tras noche dando vueltas en su cama y preocupándose por los numerosos problemas diarios, que inevitablemente se magnifican durante la noche. El insomnio crónico puede tener un efecto adverso sobre numerosos aspectos de la salud y contribuye a que la gente que lo padece considere descabellada la idea de practicar ejercicio físico diario, ya que se siente cansada de manera permanente.

Paradójicamente, el ejercicio aeróbico nos agota de una manera saludable y, después de hacerlo, nuestros músculos tensos se relajan y frecuentemente puede reestablecerse un patrón de sueño regular sin la necesidad de utilizar fármacos hipnóticos.

Cómo empezar

La mejor estrategia es que se proponga realizar un ejercicio regular; por ejemplo, tres sesiones a la semana de 20-30 minutos. La peor estrategia es empezar con un deporte que sea agotador, tal como el *squash*, invirtiendo una considerable cantidad de dinero en las prendas deportivas y el resto del equipo y tomar una decisión precipitada con un entusiasmo desenfrenado cuando hace siglos que no hace ningún tipo de ejercicio. En el mejor de los casos, es muy probable que rápidamente se sienta agotado y desilusionado y abandone la práctica del ejercicio tan rápidamente como la empezó, y quizá, para colmo de males, con un traumatismo en un tendón, articulación o tejido blando. Es posible que su decisión lo haya perjudicado desde un punto de vista físico y, en el peor de los casos, si no estaba en forma y es usted hipertenso, podría haberse provocado un ataque al corazón, justamente lo que estaba tratando de evitar.

Su elección del ejercicio debe basarse en dos consideraciones. Lo más importante es que debe ser una forma de actividad con la que lo pase bien. En segundo lugar debe incluir una acción rítmica que contribuya a utilizar los grupos de los grandes músculos corporales. La marcha ligera y la natación son dos ejercicios ideales. Si no sabe nadar, ahora es el momento de aprender. Puede afirmar que no le gusta andar y que frecuentemente lo considera una experiencia desagradable cuando tiene que andar por el pavimento duro de las calles contaminadas y atestadas de gente. Sin embargo, la mayor parte de las áreas urbanas disponen de un parque cercano, así que cómprese ropa cómoda y haga ejercicio en las áreas verdes de su ciudad.

El secreto es empezar con un ejercicio moderado, y una ayuda adicional es evitar hablar con todo el mundo de su nueva estrategia de ejercicio para mejorar su salud. Incluso las personas bienintencionadas frecuentemente ridiculizan las medidas en pos de la salud que ellas mismas no están preparadas para seguir y no se sienten cómodas hasta que usted tira la toalla y vuelve a engrosar las filas de los sedentarios.

Antes de empezar a practicar ejercicio, es necesario que su médico le haga un reconocimiento general y en especial del estado de su corazón y compruebe su presión arterial si alguna vez ha tenido problemas. Al principio fíjese pequeños objetivos empezando con 5-10 minutos de ejercicio suave y prosiguiendo de manera gradual hasta que sea capaz de tolerar 30 minutos de actividad aeróbica.

No limite el ejercicio a tres sesiones semanales de entrenamiento. Empiece desde ahora mismo su nueva vida activa subiendo a pie las escaleras en lugar de coger el ascensor y aumente gradualmente los pisos que sube a pie. Dé cortos paseos adicionales siempre que le sea posible y, si normalmente utiliza el vehículo para hacer sus compras, trate de hacerlas a pie. Participe en los juegos y deportes de sus hijos o sus nietos. Es de esperar que ellos también disfrutarán de su participación y usted y ellos pueden aprender mucho.

Cinco minutos antes y después de una sesión de ejercicio haga ejercicios de estiramiento. Haga girar las articulaciones de los hombros, flexione suavemente los brazos, las muñecas, caderas, rodillas y tobillos y estire bien los brazos y los dedos. Trate de tocarse las puntas de los dedos de los pies y no se desanime si no puede. Pronto advertirá que uno de los beneficios del régimen de ejercicio es una mayor flexibilidad muscular y articular. Por último, realice cualquier ejercicio lenta y suavemente a su propio ritmo. La tabla mostrada a continuación le indica la frecuencia del pulso a la que debe aspirar cuando realiza ejercicio de acuerdo con la edad y la forma física. Consulte la mayor de las dos edades, si tiene una edad intermedia. *No trate* de alcanzar su frecuencia cardíaca máxima (segunda columna). Estos valores se utilizan para calcular el nivel al cual debe aumentar su pulso para que obtenga un beneficio y se calculan restando su edad en años de 220. La frecuencia del pulso debe alcanzar el 60% de la frecuencia cardíaca máxima si no está en forma y el 80%, si está en buena forma. Como verá, la columna de la edad se extiende desde los 16 hasta los 80 años. De acuerdo con un informe publicado en la revista médica *Geriatric Medicine* en mayo de 1986, el declive de las personas ancianas es consecuencia del proceso de las enfermedades sólo parcialmente: gran parte está causado por la falta de uso. Por diversas razones, como rigidez, dolor o debilidad, las personas ancianas utilizan menos una parte concreta de su cuerpo y llegan a ser menos activas, con lo que aumenta la distancia entre la posible forma física y la real.

Un clínico inglés señaló que las marcas deportivas demuestran que la pérdida de la forma física debida sólo a la edad es mucho menos importante de lo que la mayor parte de la gente —incluyendo a muchos médicos— podría imaginar.

TABLA 3. *Frecuencia del pulso durante el ejercicio según la edad y la forma física*

Edad	Frecuencia cardíaca máxima	Frecuencia del pulso durante el ejercicio (individuos que no están en forma)	Frecuencia del pulso durante el ejercicio (individuos que están en forma)
16	204	123	164
18	202	122	162
20	200	120	160
22	198	119	158
24	196	118	157
26	194	116	155
28	192	115	154
30	190	114	152
32	188	113	150
34	186	112	149
36	184	110	147
38	182	109	146
40	180	108	144
45	175	105	140
50	170	102	136
55	165	99	132
60	160	96	128
65	155	93	124
70	150	90	120
75	145	87	116
80	140	84	112

Según este clínico inglés, «cualquier razón es buena para animar a la gente a tratar de mantenerse en forma a medida que envejece como un medio de prevenir algunos de los problemas típicos de la edad avanzada». Las pruebas sugieren que en la edad avanzada puede recuperarse la forma física: en un estudio, un entrenamiento de siete semanas mejoró un 30% la actividad de las demandas de oxígeno y el consumo máximo de oxígeno recuperó rápidamente el nivel previsto en una persona sedentaria 10 o 20 años más joven que el individuo sometido a la prueba. Otros estudios de investigación sugieren que en las personas de edad avanzada pueden mejorar significativamente la agilidad, la fuerza y la habilidad, además de la resistencia.

TABLA 4. *El rendimiento máximo de los veteranos que están en forma es sorprendentemente parecido al de los individuos más jóvenes* (marcas de ciclismo de los British Veterans, 1983)

40 kilómetros		80 kilómetros		160 kilómetros	
Edad	Tiempo	Edad	Tiempo	Edad	Tiempo
43	52,45	43	1,47,38	43	3,51,25
66	57,05	66	2,52,41	66	4,16,37
77	1,08,00	77	2,29,57	76	5,16,53
82	1,37,00	78	2,52,38		

Tabla publicada en *Geriatric Medicine* (mayo 1986)

Capítulo 8

Técnicas de relajación

Como ya hemos mencionado durante la descripción previa sobre los efectos del estrés, la tensión prolongada y las preocupaciones, combinadas con diversos factores adversos de nuestro entorno social y doméstico, aumentan la liberación de las hormonas del estrés, la adrenalina y noradrenalina, en el torrente circulatorio. En realidad este proceso sólo es un importante aspecto de un amplio espectro de procesos neurofisiológicos activados por el estrés, y es consecuencia de la estimulación del sistema nervioso autónomo.

El sistema nervioso autónomo o vegetativo, como su nombre implica, funciona con independencia de nuestro control consciente. Regula las funciones corporales tales como la frecuencia cardíaca y el pulso, la respiración y frecuencia respiratoria, la liberación de hormonas y los numerosos procesos fisiológicos y bioquímicos que continúan funcionando de manera independiente de cualquier esfuerzo que hagamos, día y noche, a lo largo de toda la vida.

Esta parte de nuestro sistema nervioso funciona por acción refleja. Así se controlan la mayoría de las funciones corporales, como la dilatación y contracción de los vasos sanguíneos de la piel en respuesta a un cambio de la temperatura exterior, la constricción de las pupilas del ojo ante una luz intensa, y la producción de saliva inmediatamente antes de la comida y en su transcurso.

El sistema nervioso autónomo incluye dos tipos de nervios diferentes. Muchos órganos, vasos sanguíneos y glándulas de nuestro cuerpo reciben fibras de ambos, y su función se regula mediante el equilibrio de su actividad opuesta. Los nervios simpáticos se originan a partir de pequeños grupos de células nerviosas que se denominan ganglios, y se localizan a pares en toda la médula espinal. Los mensajes procedentes del cerebro hasta los ganglios simpáticos generan impulsos en las fibras nerviosas simpáticas, lo que en general se traduce en la liberación de adrenalina y noradrenalina en las regiones del cuerpo y los tejidos inervados por estos nervios.

Mientras que la función del sistema nervioso simpático guarda una íntima relación con el aumento de la presión arterial, el otro sistema nervioso, el sistema parasimpático, posee el efecto inverso. Los nervios parasimpáticos se originan en el organismo en dos grupos principales. El más importante, el nervio vago, nace en la base del cerebro, recorre en sentido descendente las estructuras del cuello hasta el tórax (el pecho), donde da lugar a ramas para el corazón, y viaja a través del diafragma hasta el abdomen donde da lugar a ramas vitales para el estómago que, entre otras cosas, incrementa la secreción de ácido clorhídrico (que sirve para atacar y digerir los alimentos) durante el proceso digestivo.

La segunda parte del sistema nervioso parasimpático nace en el extremo inferior de la médula espinal y está íntimamente relacionada con la función de la vejiga urinaria y otros órganos de la pelvis. En contraste con el sistema nervioso simpático, el parasimpático funciona liberando un neurotransmisor, un mensajero químico, la acetilcolina, a partir de sus terminaciones nerviosas.

Además de transmitir los mensajes desde el cerebro y el sistema nervioso central, los nervios autónomos vegetativos también transmiten las sensaciones (sensibilidad) desde los órganos corporales hasta el cerebro. En algunos casos, esto origina como consecuencia efectos reflejos en áreas corporales adecuadas que no alcanzan nuestra conciencia. Por ejemplo, un aumento de la presión arterial es transmitido a través de estos nervios hasta el cerebro y origina como consecuencia estímulos nerviosos que viajan por el nervio parasimpático vago hasta el músculo cardíaco para disminuir su actividad. El hecho de que numerosos pacientes hipertensos presenten un aumento de la frecuencia del pulso además de la hipertensión refleja el hecho de que los nervios simpáticos «trabajan en exceso» y anulan los efectos beneficiosos de los nervios parasimpáticos. Determinados mensajes del sistema nervioso autónomo alcanzan nuestra conciencia. Un *shock*, un accidente o una visión desagradable y súbita pueden transmitir mensajes de alarma a través de nuestro sistema nervioso autónomo, lo que se traduce en náuseas y vómitos inmediatos. En este caso, la conciencia de la actividad simpática y parasimpática es intensa y desagradable.

Aprovechamiento de la influencia parasimpática

Numerosas terapias modernas de orientación psicológica nos instan a entrar en contacto con nuestro yo interior por diversos medios. A pesar de que en buena parte es encomiable tratar de comprender nuestro carácter y personalidad y la forma de funcionar de nuestro cuerpo, el entusiasmo de algunos defensores de las técnicas de conciencia del propio yo se pasa de la raya. Las sugerencias hechas en este libro para entrar en contacto con el sistema nervioso simpático son sencillas y practicables.

La actividad parasimpática contrarresta los procesos del sistema nervioso simpático responsables en gran medida de la aparición de la hipertensión. Así como la actividad simpática puede visualizarse de forma óptima imaginándose a sí mismo en una situación de «lucha o huida», con los músculos tensos, las pupilas dilatadas, una frecuencia cardíaca rápida y una rápida respiración superficial y los pelos literalmente de punta, la actividad parasimpática puede entenderse imaginándose a sí mismo durmiendo en un cómodo sillón después de una copiosa comida.

En este caso, la principal necesidad del cuerpo es desviar sangre adicional para que el estómago y el intestino puedan llevar a cabo el proceso de la digestión. Los músculos de los brazos, piernas y tronco están fláccidos y relajados; los párpados están cerrados, con las pupilas contraídas, el latido cardíaco está entre normal y lento y la respiración, uniforme, profunda y regular. Además, en lugar de grandes cantidades de adrenalina y noradrenalina que invaden el torrente circulatorio procedentes de las glándulas suprarrenales, la principal preocupación hormonal del cuerpo está dirigida a la liberación de las enzimas digestivas como respuesta a la comida que se acaba de ingerir. Y lo que es más importante todavía en este contexto es que la presión arterial es normal, o al menos su valor es tan bajo como el que sería posible prever si se trata de una persona hipertensa.

Los médicos y los expertos en salud han acuñado el término de *trofotrópico* para describir la respuesta del sistema nervioso parasimpático. Sus actividades son las de enlentecer, tranquilizar e inhibir la actividad simpática y restaurar un estado de equilibrio y armonía entre la mente y el cuerpo. Las técnicas de relajación producen este estado y se utilizan cada vez más en ámbitos médicos y en los de las medicinas alternativas porque se ha demostrado que la relajación profunda conduce a un estado de salud positivo. Los procesos que se benefician de la relajación incluyen la taquicardia (una frecuencia cardíaca rápida), las palpitaciones y la hipertensión, junto con todo el espectro de los síntomas de ansiedad, tan a menudo observados en asociación con la hipertensión. Dichos síntomas incluyen los trastornos del sueño, irritabilidad y tensión, fatiga, agotamiento y depresiones reactivas. Otros síntomas relacionados incluyen la hiperventilación (respiración rápida), náuseas, temblores, ataques de pánico, fobias, vértigo, migrañas, asma y síndrome premenstrual.

Relajación neuromuscular

Este método de relajación disminuye la tensión y la actividad nerviosa en los músculos del cuerpo mediante un control consciente. Una de las formas más populares es la relajación muscular progresiva, desarrollada por Edmund Jacobson. Jacobson destaca el valor del aprendizaje individual de la diferencia entre relajación y tensión, y este método consiste en la contracción, seguida de la relajación, de una serie de músculos y grupos musculares seleccionados de todo el cuerpo. Con este tratamiento de los principales músculos corporales, se obtiene un estado de relajación profunda. Algunos terapeutas defienden la contracción y relajación de diversos grupos musculares a la vez (por ejemplo, la pierna izquierda, el brazo izquierdo y la pared lateral del abdomen), mientras que otros defienden el trabajo del cuerpo de la cabeza a los pies con la contracción de pequeños grupos musculares de una forma más sistemática. Por consiguiente, se instruye al individuo para que primero contraiga y relaje los músculos del pie izquierdo, mientras percibe las sensaciones, y después repita el ejercicio con el pie derecho.

Algunos médicos prefieren utilizar una forma de relajación físicamente pasiva antes que activa. La base de esta variación es lograr que el paciente preste atención a una serie de grupos musculares individuales y después los relaje a través de un proceso de concentración directa. En este caso, es importante la utilización de imágenes mentales y se pide al paciente que visualice, por ejemplo, y después perciba, los músculos de la pantorrilla izquierda, muslo, abdomen, etcétera.

Se ha sugerido que la ansiedad puede dividirse en una forma orientada hacia el pensamiento y otra forma orientada al cuerpo, localizadas en ambos hemisferios cerebrales, y que las diferentes formas de relajación son apropiadas para los diferentes tipos de ansiedad. Dos investigadores, Davidson y Schwartz (1976), que han estudiado el tema en profundidad, han sugerido que la relajación muscular progresiva es la forma más eficaz de tratamiento de la ansiedad orientada hacia el cuerpo.

Se ha demostrado que es muy eficaz en el tratamiento de la hipertensión esencial, problemas de sueño, migraña, dolores de cabeza por tensión y otros aspectos de la ansiedad como el dolor psicosomático. En ocasiones, otras formas de tratamiento del estrés del paciente requieren una terapia conductual o bien otras formas de psicoterapia como adyuvantes de la relajación.

Meditación

En la descripción de este tema, algunos autores señalan que a pesar de que durante miles de años la meditación se ha utilizado dentro de las tradiciones religiosas y filosóficas orientales, sólo desde hace 30 años se utiliza como una forma de tratamiento médico y psicoterapéutico sin connotaciones religiosas. Todas las técnicas de meditación utilizan un dispositivo focal en el que el individuo concentra su atención. Dicho dispositivo puede ser una imagen visual como un mandala o una flor, una actividad física como la danza, la respiración o el *jogging*, o una repetición mental como el mantra, una plegaria o el canto. Es preciso escoger palabras que fluyan de manera eufónica, con la precaución de que han de ser apropiadas para cada paciente, y las frases que incluyan varias palabras deben tener un significado positivo que refuerce la confianza del paciente.

La meditación origina un estado trofotrópico, al alentar el predominio del patrón intuitivo del pensamiento, característico del hemisferio derecho del cerebro, antes que el modo de pensamiento analítico habitualmente dominante y propio del hemisferio izquierdo. Los cambios fisiológicos que tienen lugar durante la meditación incluyen la aminoración de la frecuencia cardíaca, la disminución del consumo de oxígeno y de la frecuencia respiratoria, el aumento de la regularidad de la actividad de las ondas alfa cerebrales y la disminución de la presión arterial. Hoy día se cree que estas respuestas no son exclusivas de la meditación sino que son comunes a todas las técnicas de relajación pasiva. Los estudios de investigación sobre el empleo de la meditación para disminuir la hipertensión han puesto de manifiesto una disminución de la presión arterial en el grupo de tratamiento, una disminución de la dosis de fármacos antihipertensivos necesaria y una disminución de los síntomas corporales. Los datos del seguimiento de estos pacientes han demostrado que los beneficios del tratamiento se mantuvieron durante un período de 12 meses e incluso después de cuatro años.

Entrenamiento en el *biofeedback*

El entrenamiento en el *biofeedback* es un método para controlar las funciones corporales y utilizar la información obtenida para producir los cambios necesarios y deseables. Nuestros cuerpos utilizan el principio del *feedback* (o retroalimentación) para funcionar como un todo integral. El sistema nervioso simpático utiliza la retroalimentación cuando estamos sometidos a un estrés. Las emociones tales como el miedo o la excitación que se originan en la corteza cerebral transmiten estímulos al hipotálamo, que a su vez contribuye a generar impulsos en el sistema nervioso simpático. En este ejemplo de *biofeedback*, el hipotálamo recibe información de los datos de los centros emocionales cerebrales y la utiliza para poner en marcha la respuesta simpática necesaria.

El *biofeedback* recurre a la función de la mente humana explorada en el pasado mediante la utilización del hipnotismo. La hipnosis se ha utilizado experimentalmente para provocar una serie de cambios corporales, tales como un aumento de la temperatura cutánea y la desaparición de erupciones, verrugas, etcétera. La hipnosis actúa aprovechando los poderes del subconsciente mientras el individuo está en trance hipnótico. Hoy día se utiliza el *biofeedback* para que la gente adquiera un elevado grado de control sobre los acontecimientos fisiológicos que antes se consideraban fuera del alcance del control consciente. En el entrenamiento en el *biofeedback* no parece tener mucho sentido la afirmación mencionada previamente en este capítulo de que el sistema nervioso autónomo gobierna las funciones corporales sin el control de la mente consciente. No obstante, la contradicción sólo es parcial.

El entrenamiento en el *biofeedback* se ha utilizado en la medicina occidental desde hace unos 30 años y se han publicado cientos de artículos sobre su aplicación. Desde un punto de vista práctico, el médico o terapeuta aplica al paciente algún tipo de aparato electrónico o eléctrico que controla la producción de un sistema corporal y muestra los resultados de una forma visible o audible, por lo que el individuo lleva la cuenta constantemente de la eficacia de sus esfuerzos. Si, por ejemplo, se le pide que trate de relajarse, el logro satisfactorio de esta tarea puede reflejarse mediante un zumbido sonoro o una ráfaga de luces de colores. Es difícil explicar a alguien cómo relajarse, de modo que el entrenamiento en el *biofeedback* organiza los conocimientos innatos de un individuo sobre cómo relajarse. De hecho es difícil tratar de explicar, por ejemplo, cómo ir en bicicleta. Sólo puede aprenderse mediante el método de ensayo y error, e incluye la práctica hasta el punto en que la persona se da cuenta del grado de equilibrio y coordinación muscular necesarios. Un método utiliza un dispositivo de respuesta galvánica de la piel, que recoge cantidades insignificantes de sudor de la piel de la punta de los dedos del individuo. Cuanto mayor es el estado de tensión, mayor es la producción de sudor. A medida que la tensión es reemplazada por un estado de mayor relajación, disminuye la cantidad de sudor, y el individuo se familiariza con lo que ha de hacer para lograr un estado de sosiego de la mente y el cuerpo.

En un caso como éste no se proporcionan instrucciones complicadas. Los individuos sometidos al entrenamiento suelen empezar con la relajación de sus músculos corporales, sólo para identificar que el éxito es parcial, es decir, el dispositivo produce un zumbido con la mitad del volumen normal o sólo se iluminan algunas de las luces de colores del dispositivo. Después se suelen poner a prueba los efectos de diferentes estados de ánimo. Esto puede incluir visualizar una escena de paz como una playa o un claro en un bosque o imaginarse a sí mismos rodeados de una burbuja de una luz azul pálido. Lo que funciona para un individuo suele ser exclusivo del individuo y puede no ser eficaz para otra persona.

Se han obtenido excelentes resultados combinando el entrenamiento en el *biofeedback* con el yoga, la meditación y otras técnicas de relajación específicas. En una revista médica (*The Lancet*, 19 de julio de 1975) se publicaron los resultados de 34 pacientes hipertensos organizados en dos formas de tratamiento, a las que fueron asignados de manera aleatoria. Un grupo fue tratado con un placebo, que consistió en una relajación general, y el otro con una combinación de métodos de relajación a base de yoga y el entrenamiento en el *biofeedback*.

En ambos grupos se identificó una disminución de la presión arterial después de un período de seis semanas. En el grupo de relajación general, los valores medios de la presión arterial disminuyeron desde 169/101 mm Hg hasta 160/96 mm Hg mientras que en el grupo de *biofeedback* y yoga se identificó una disminución media desde 168/100 mm Hg hasta 141/84 mm Hg. La disminución de 16 mm Hg de la presión arterial diastólica fue estadísticamente significativa.

Un grupo de investigadores utilizaron como primera medida las técnicas de relajación progresiva de Jacobson descritas previamente, y después enseñaron técnicas de meditación trascendental a los pacientes pertinentes. Para aumentar la eficacia de ambos métodos, cada paciente participante fue conectado a dos aparatos de *biofeedback* que proporcionaban una señal auditiva cuyo tono disminuía a medida que los pacientes lograban relajarse. El primer aparato era un dispositivo de respuesta galvánica de la piel, y el segundo medía la actividad eléctrica de los músculos.

En su informe los investigadores indicaron lo siguiente:

> También se animó verbalmente a los pacientes y se les mostraron sus registros de presión arterial; se los instruyó para que practicaran la relajación y meditación dos veces al día, y para que gradualmente trataran de incoporar estos hábitos a las actividades rutinarias. Los métodos dependían de las circunstancias individuales. Por ejemplo, cada paciente disponía de un disco rojo unido a su reloj para recordarle que debía relajarse siempre que miraba qué hora era, y el otro grupo de pacientes tenían que relajarse antes de contestar al teléfono.

Muchos médicos consideran que las técnicas de *biofeedback* sólo deben ponerse en práctica con una supervisión profesional. Muchas personas inteligentes pueden utilizar un aparato de *biofeedback* para aprender por sí mismas a relajarse. No obstante, es muy importante solicitar consejo médico antes de experimentar el entrenamiento en el *biofeedback* como forma de tratamiento.

Capítulo 9

Hábito tabáquico, consumo de alcohol e hipertensión

Numerosos aspirantes a no fumadores creen que ha de existir un secreto que, si consiguieran descubrirlo, les permitiría abandonar el hábito tabáquico con éxito. Es absolutamente cierto, y dicho secreto es tan simple que muchas personas hacen caso omiso de él. No es ni más ni menos que *desear* de verdad abandonarlo, aunque el esfuerzo requiere una gran fuerza de voluntad.

La mayor parte de los fumadores dejan de fumar en algún momento de sus vidas y algunos lo intentan muchas veces más. Pero a menudo los síntomas de abstinencia de la nicotina y la pérdida de un hábito familiar y establecido desde hace mucho tiempo los hace volver a las andadas. Los fumadores que abandonan el hábito de manera permanente consiguen su objetivo precisamente por su determinación de lograrlo a toda costa. Si lo ha intentado y ha fracasado, afrontar los hechos sobre el tabaquismo, la hipertensión y la muerte prematura debería ayudarlo a generar la necesaria fuerza de voluntad para ponerse manos a la obra.

Los cigarrillos y su cuerpo

Todos los paquetes de cigarrillos llevan una advertencia en un lugar visible que indica al fumador que su contenido puede causar cáncer de pulmón, bronquitis y otras enfermedades torácicas y que fumar perjudica seriamente la salud. Si los paquetes de galletas o dulces llevaran un mensaje similar y se pusieran a la venta en las tiendas, se produciría una protesta generalizada. Así las cosas, las ventas de cigarrillos, tabaco y cigarros continúan, a pesar de su caída durante los últimos cinco años.

Todo el mundo sabe que los cigarrillos pueden provocar cáncer de pulmón, pero pocas personas son conscientes de su estrecha relación con las enfermedades cardíacas, los infartos de miocardio y la hipertensión. Una lista de los factores de riesgo elevado que predisponen a la gente a las enfermedades cardiovasculares, basada en datos extraídos de los estudios de investigación, confirma que el hábito tabáquico es el más importante de ellos. Cientos de estudios clínicos y estudios etiológicos (de las causas) han confirmado que no existe ninguna duda sobre la potencia predictiva de estos factores. Las estimaciones basadas en estudios de investigación y en datos estadísticos del Reino Unido nos demuestran que dos de cada tres muertes por infarto de miocardio y enfermedades coronarias han ocurrido en individuos expuestos al hábito tabáquico.

En un libro de texto de medicina interna, en el apartado dedicado a la extensión y epidemiología de las enfermedades cardiovasculares, un especialista en enfermedades cardiovasculares, el doctor Levy, menciona lo siguiente:

> Se ha demostrado claramente que el hábito tabáquico es un potente factor de riesgo independiente de las enfermedades coronarias, cerebrales y vasculares periféricas. La incidencia y frecuencia de la muerte cardíaca súbita, el infarto de miocardio, la angina de pecho, la claudicación y la apoplejía pueden relacionarse con el número de cigarrillos que un individuo fuma. Cuanto más prolongada es la historia del

hábito tabáquico y mayor el número de cigarrillos fumados, mayor es el riesgo.

Como se explica en el capítulo 3, las enfermedades vasculares periféricas se asocian íntimamente con la aparición de una hipertensión.

El doctor Levy continúa diciendo:

> Como factores causales son responsables tanto la nicotina como el monóxido de carbono inhalado con el humo de los cigarrillos, pero la comprensión definitiva de la causa y el efecto no se ha dilucidado todavía. [...] Además, en contraste con la relación acumulativa del hábito tabáquico con el cáncer de pulmón, una serie de estudios prospectivos y retrospectivos indican hoy día que, si una persona deja de fumar, *al cabo de ocho meses desaparece más del 90% del aumento del riesgo cardiovascular* [la cursiva es mía].

Este hecho alentador debería hacer que el esfuerzo de abandonar el hábito mereciera la pena.

Uno de los medios por los cuales el hábito tabáquico aumenta la presión arterial es a través de la aceleración de la aparición de la enfermedad arterial aterosclerótica. El aumento del riesgo de esto se demuestra claramente con la mayor incidencia de infartos de miocardio, apoplejías y claudicación intermitente identificada en los fumadores; para las mujeres el riesgo principal es la enfermedad vascular periférica. A los 45 años, en los hombres fumadores se identifica un aumento del 70% del riesgo de contraer enfermedades de gravedad y fallecer.

Hasta la menopausia, las mujeres están en cierto modo protegidas frente a las enfermedades del corazón y de la trombosis coronaria por sus hormonas sexuales, los estrógenos. A medida que sus niveles de estrógenos empiezan a disminuir (disminución que se inicia antes de que aparezcan los síntomas de la menopausia), pierden su protección, y durante los últimos 15 años se ha observado un aumento del 10% de los infartos de miocardio en las mujeres, comparado con un 3% en los hombres.

De manera significativa, a pesar de que fuman un menor número de mujeres, el porcentaje de fumadoras entre las adolescentes ha aumentado y las mujeres fumadoras consumen un mayor número de cigarrillos que antes. El hábito tabáquico, además de favorecer la obstrucción de las arterias, el depósito de placas fibrosas y la hipertensión, adelanta la edad de la menopausia, con lo que adelanta la pérdida del efecto protector de los estrógenos.

Un efecto adicional del tabaquismo es el aumento de la actividad de los radicales libres en los tejidos corporales. Los radicales libres son fragmentos de átomos y moléculas con carga eléctrica que se producen durante los procesos bioquímicos celulares normales; pero, cuando se producen en exceso, son capaces de causar graves lesiones de los tejidos. El estrés (v. cap. 8), la contaminación atmosférica y otras sustancias tóxicas también aumentan la producción de radicales libres. Entre sus efectos adversos, estos fragmentos moleculares aumentan el riesgo de las enfermedades degenerativas tales como la artritis y el cáncer, aceleran el proceso de envejecimiento y afectan la potencia de nuestro sistema inmunológico de defensas.

Irónicamente, la vitamina C, que lucha potentemente contra la actividad de los radicales libres, es precisamente la vitamina que el tabaquismo destruye. En realidad, por cada cigarrillo que consume pierde unos 25 mg de vitamina C.

Además del alquitrán, el humo de los cigarrillos contiene más de 2.000 sustancias químicas, muchas de las cuales penetran en el torrente circulatorio a través de la superficie respiratoria de los pulmones y producen un efecto directo sobre los órganos corporales vitales, incluyendo el cerebro, corazón y vasos sanguíneos.

Nicotina

Los fumadores afirman que los cigarrillos los tranquilizan y les calman los nervios. Algunos estudios ponen de manifiesto que la nicotina posee un efecto relajante sobre los músculos corporales y de las extremidades, pero sus efectos sobre el sistema nervioso central son excitantes. La nicotina aumenta la actividad de algunas enzimas en el hígado, donde se metaboliza en su mayor parte, y de esta forma aumenta su propia tasa de degradación. Esto explica en parte la aparición de una tolerancia a sus efectos que origina como consecuencia la necesidad de un mayor número de cigarrillos diariamente.

La nicotina también potencia las glándulas suprarrenales, lo que aumenta la producción de la hormona del estrés, la adrenalina. La adrenalina incrementa la actividad nerviosa simpática y, con ello, la contracción de los vasos sanguíneos periféricos, lo que conduce a una disminución de la temperatura corporal y a un aumento de la presión arterial.

Monóxido de carbono

El monóxido de carbono, presente en algunos gases comerciales y producido por la combustión de la gasolina, es una sustancia potencialmente letal. La muerte como consecuencia de respirar los gases del tubo de escape del vehículo es el resultado de una intoxicación por monóxido de carbono.

Este gas afecta a la hemoglobina (el pigmento de la sangre) presente en los glóbulos rojos, que es la responsable de transportar el oxígeno por todo el cuerpo desde los pulmones hasta los tejidos y órganos.

En condiciones normales, el oxígeno que respiramos se une a la hemoglobina de los glóbulos rojos y forma una sustancia denominada oxihemoglobina. Las uniones entre el oxígeno y el pigmento son flojas, y el oxígeno se libera fácilmente hasta los tejidos cuando es necesario.

El monóxido de carbono interfiere con este proceso uniéndose a la hemoglobina en lugar del oxígeno y formando una sustancia de unión ajustada denominada metoxihemoglobina. La muerte es consecuencia principalmente de la falta de oxígeno.

Cigarrillos y cerebro

Aunque todavía no se ha demostrado una relación específica entre el hábito tabáquico y las lesiones cerebrales similar a la relacionada con el alcohol, no existe ninguna duda de que los efectos generales del humo inhalado de los cigarrillos sobre las células cerebrales es extraordinariamente nocivo. Las necesidades de oxígeno del cerebro son importantes y constantes y las arterias cerebrales obstruidas transportan cada vez menos sangre oxigenada a las diversas áreas del cerebro a medida que progresa la enfermedad aterosclerótica. También llegan a ser especialmente vulnerables a la lesión y formación de coágulos, lo que conduce a una hemorragia cerebral y apoplejía.

Desde un punto de vista psicológico, muchos fumadores consideran difícil abandonar su hábito porque los cigarrillos «les permiten hacer algo con las manos». Por incomprensible que le resulte a un no fumador, que inconscientemente se basa en otras estrategias del lenguaje corporal para tener confianza en sí mismo, esto puede representar un problema importante para mucha gente. La mejor solución son los métodos de relajación (v. cap. 8).

Cómo abandonar el hábito tabáquico

Desde hace varios años, en Europa y en Estados Unidos se dispone de una goma de mascar que contiene nicotina. Esto puede ayudarlo a abandonar el hábitò tabáquico al mismo tiempo que amortigua los síntomas de abstinencia debidos a la nicotina, que produce adicción. Algunos informes de este tratamiento han puesto de manifiesto resultados prometedores y en general los efectos adversos del chicle de nicotina, que incluyen hipo, irritación de la boca y de la lengua y ardor de estómago, son leves.

Existen muchísimas técnicas de aversión. Dichas técnicas se basan en las ideas de modificación de la conducta, que proceden de la psicología conductual, y asocian el acto de fumar con una experiencia desagradable. La terapia de aversión eléctrica, que muchos médicos consideran eficaz, aplica al paciente *shocks* eléctricos no peligrosos pero muy desagradables durante las sesiones de tratamiento mientras el paciente fuma. La idea es que el paciente pronto asocie el hecho de fumar con una experiencia física inaceptable y rápidamente llegue a sentir aversión por el tabaco. La técnica es fácil de instituir, de bajo coste, y fácilmente controlada por el terapeuta.

La terapia de fumar con rapidez consiste en que el paciente fume su marca preferida de cigarrillos con mucha rapidez, aproximadamente una calada cada seis segundos, hasta que no puede continuar. La sala donde se lleva a cabo la terapia está decorada con anuncios sobre el tabaco y contiene diversos ceniceros repletos de ceniza y colillas que apestan. En ocasiones también se administran *shocks* eléctricos aunque muchos terapeutas los consideran innecesarios.

Numerosos estudios han puesto de manifiesto que la terapia de fumar con rapidez proporciona un porcentaje elevado de resultados satisfactorios, pero puede ser peligrosa para la salud. Conduce a un nivel sanguíneo elevado de nicotina y carboxihemoglobina que muchos expertos consideran perjudiciales para los fumadores a excepción de los jóvenes y todavía sanos. Es una técnica especialmente peligrosa para las personas con una obstrucción de las arterias coronarias y para cualquier persona de más de 35 años que puede padecer una enfermedad cardíaca todavía no diagnosticada.

También es útil la hipnoterapia. Algunos terapeutas utilizan la hipnosis y, cuando el paciente está en estado de trance, emplean la técnica de aversión sugiriendo a su subconsciente que los cigarrillos tendrán a partir de ahora un sabor especialmente desagradable. Otros terapeutas se basan más en reforzar el ego, es decir, aumentar la confianza transmitiendo —a través del subconsciente del paciente— el mensaje de que a partir de ahora se sentirá relajado en las situaciones estresantes, cuando alterna con los demás, etcétera, y que la necesidad de fumar disminuirá. Algunos terapeutas consiguen que el paciente abandone el hábito con una sola sesión de hipnoterapia.

Otros terapeutas utilizan la técnica del «día cero». Consiste en cuatro sesiones de hipnoterapia, habitualmente cada siete días, durante los cuales el paciente disminuye el consumo de cigarrillos a una cantidad acordada mutuamente entre el terapeuta y el paciente hasta el día cero, que es el día del abandono del hábito, al que se llega en la sesión final.

Tal vez necesite algún tipo de ayuda terapéutica para abandonar el hábito, o quizá decida hacerlo solo. Más que tratar de reforzar su fuerza de voluntad, lo que puede encaminarlo a una mayor tensión, una mayor necesidad de cigarrillos y el fracaso, es preciso que antes de abandonar el hábito domine una técnica de relajación y amortigüe la actividad nerviosa simpática en las condiciones estresantes, especialmente cuando aparezcan los síntomas de abstinencia, poniendo en práctica la técnica. También es útil ahorrar el dinero que normalmente gasta todas las semanas en cigarrillos y utilizarlo para hacer frente a facturas pendientes que aumentan todavía más su tensión o, si le es posible, ahorrar el dinero para darse un gusto especial, o para su pareja o familia.

Alcohol e hipertensión

Una serie de estudios han indicado que los grandes bebedores presentan un riesgo significativo de desarrollar una hipertensión. Un estudio internacional que incluyó a más de 10.000 individuos de sexo masculino y femenino procedentes de 52 centros examinó la asociación entre el consumo de alcohol y la presión arterial, además del índice de masa corporal y diversos parámetros bioquímicos. Se comprobó que, como promedio, en los individuos que consumían más de 3-4 unidades diarias de alcohol los valores de la presión arterial sistólica eran 3,5 mm Hg superiores a los de los individuos no bebedores. Tal como se ha mencionado en congresos dedicados a la hipertensión, una disminución de 5 mm Hg de la presión arterial en la población en conjunto se asociaría con una disminución del 10-12% de la tasa de mortalidad por enfermedades cardíacas y de los vasos sanguíneos.

El alcohol y su cuerpo

Además de provocar hipertensión, el alcoholismo y el consumo inmoderado de alcohol provocan otros problemas cardiovasculares. Dichos problemas incluyen palpitaciones, alteración del ritmo cardíaco (arritmias), muerte súbita, y una lesión crónica del músculo del corazón (el miocardio) que conduce a un aumento del grado de insuficiencia cardíaca.

El alcoholismo también afecta a otros sistemas corporales. Produce una infiltración grasa del hígado, hepatitis, cirrosis y una insuficiencia hepática final, así como la formación de tumores hepáticos (hepatoma). El alcohol afecta al estómago y el sistema intestinal provocando irritación de la mucosa gástrica (gastritis), diarrea, afección del páncreas, deficiente absorción de los alimentos y sobrepeso; asimismo, aumenta el riesgo de cáncer de esófago. En los grandes bebedores también se describe un mayor riesgo de enfermedades pulmonares, especialmente la neumonía química debida a la inhalación del vómito cuando se encuentran en estado de embriaguez y han perdido la conciencia (coma etílico). El alcoholismo en la mujer conduce a problemas sexuales, menstruación irregular y disminución de tamaño de las mamas y de los genitales externos; en el varón puede provocar pérdida del apetito sexual, disminución de la potencia sexual, disminución o ausencia de espermatozoides en el semen y esterilidad, y atrofia del pene y de los testículos.

El alcohol y su cerebro

El alcoholismo puede provocar una lesión cerebral persistente. Diversas regiones del cerebro pueden degenerar, lo cual conduce a una demencia, y aumenta el riesgo de enfermedades de los vasos sanguíneos cerebrales, tales como episodios hemorrágicos (hemorragia subaracnoidea), apoplejías, sobre todo en personas jóvenes, y formación de coágulos sanguíneos en el cerebro después de un traumatismo craneal.

Otros efectos sobre el sistema nervioso incluyen debilidad, parálisis y hormigueos y parestesias de manos y pies. Los síntomas de abstinencia incluyen convulsiones, alucinaciones y temblor de las manos.

En los alcohólicos son muy frecuentes las enfermedades psiquiátricas. En estos pacientes se observan neurosis de ansiedad, depresión grave, pérdida de la memoria (amnesia) y alteraciones del sueño. La depresión, las tendencias suicidas, la ansiedad y el insomnio originan problemas laborales y en el hogar. Las peleas, la violencia física y verbal, el absentismo, la incompetencia, la pérdida de interés por las actividades cotidianas y por las relaciones, y el divorcio, son acontecimientos comunes a todos los alcohólicos.

¿Qué constituye un abuso o dependencia del alcohol?

Una unidad de alcohol se define en unidades estándar, donde una unidad es el equivalente a 250 ml de cerveza, un vaso de 120 ml de vino, un vaso de jerez o 45 ml de whisky, ginebra u otras bebidas alcohólicas. Los bebedores sociales suelen definirse como las personas que no beben más de dos o tres unidades de alcohol, que no se embriagan y que no es probable que se perjudiquen a sí mismos o a su familia. Los bebedores moderados consumen regularmente más de cinco unidades de alcohol al día, aunque aparentemente sin efectos nocivos inmediatos. La cantidad de alcohol necesaria para producir efectos adversos difiere notablemente de una persona a otra, por lo que los bebedores problemáticos se definen como aquellos que experimentan problemas físicos, psicológicos, sociales, familiares, laborales, económicos o legales atribuibles directamente a la bebida, con independencia de la cantidad.

Los individuos dependientes del alcohol consumen aproximadamente la misma cantidad de alcohol cada día. Beber es el factor más importante en su vida y muchos dejan de beber sólo para reanudarlo después de un período de abstinencia. Tienen tendencia a presentar una mayor tolerancia al alcohol en los primeros estadios de la dependencia, y más tarde, una disminución de la tolerancia. Cuando se ven privados del alcohol experimentan síntomas de abstinencia que alivian bebiendo más.

Los signos de dependencia que es necesario buscar incluyen una preocupación cada vez mayor por el alcohol, combinada con una defensa de su consumo, beber por las mañanas y la sensación de la necesidad absoluta de tomar un trago. Los cambios de carácter incluyen una creciente agresividad, la negación y la ira si se aborda el tema y un absentismo laboral cada vez mayor.

Los jóvenes hoy en día presentan un riesgo especialmente elevado. A pesar de que la publicidad por televisión está prohibida, los adolescentes tienen numerosas ocasiones para empezar a beber. Muchos de ellos se inician en el hábito cuando empiezan a frecuentar discotecas y otras salas de fiesta, o bien cuando sus mejores amigos empiezan a beber, hacen lo mismo por la presión o influencia que ejercen sus compañeros.

Los ancianos no son ni mucho menos inmunes al problema del alcohol. En Europa los últimos datos indican que un 25% de las personas de más de 60 años de edad son grandes bebedores con un riesgo de lesión hepática.

¿Quién presenta un riesgo?

Todos corremos el riesgo de convertirnos en dependientes del alcohol, y la mejor práctica es evitar el alcohol cuando estamos deprimidos, ansiosos, estresados o cansados. Por mucho que la tensión y fatiga puedan aumentar su deseo de «tomarse una copa de vez en cuando», su cuerpo y su cerebro pueden acostumbrarse a los efectos relajantes de una copa de jerez o de vino mucho antes de lo que pueda darse cuenta.

En Europa y en Estados Unidos el alcoholismo constituye uno de los principales problemas de salud mental en la comunidad y es también una importante carga para el sistema sanitario de los diferentes países.

Cómo dejar de beber

Las personas que abusan o dependen del alcohol son enfermos y, como tales, requieren una ayuda urgente, pero los problemas que pueden causar a otros familiares son inconmensurables. Existen numerosas organizaciones que ayudan a los familiares de enfermos dependientes del alcohol, y en cualquier centro de atención primaria pueden proporcionar información sobre ellas.

En algunos hospitales existen unidades específicas para el tratamiento del alcoholismo y una serie de clínicas privadas ofrecen tratamiento médico y terapias de ayuda. Su médico general puede proporcionarle información sobre los diferentes centros. La organización más conocida, Alcohólicos Anónimos, existe en todos los países del mundo.

Capítulo 10

Terapias alternativas

Las terapias alternativas (complementarias) se utilizan de manera creciente para el tratamiento de numerosas enfermedades. Las más comunes, la acupuntura, la homeopatía, la osteopatía y la quiropráctica, se utilizan en Europa desde hace muchos años. Pero durante la década de los 70 y de los 80 se ha producido un aumento especialmente notable de su aceptación y disponibilidad. La profesión médica ortodoxa en ocasiones envía a los pacientes a terapeutas que ejercen medicinas alternativas, y en muchos casos los médicos poseen una formación en estas disciplinas.

La fitoterapia requiere una especial mención. No sólo ha sido la principal fuente de tratamiento médico de millones de personas en Europa y en otras partes del mundo, sino que ha constituido la base sobre la que se ha desarrollado el conocimiento farmacéutico moderno.

No obstante, todavía nos queda mucho por conocer sobre las terapias complementarias y su filosofía subyacente. Numerosas personas siguen siendo escépticas por lo que respecta al valor de aplicar una aguja de acupuntura en la piel del lóbulo de la oreja para aliviar las ansias de comer de un bulímico y los síntomas de abstinencia del tabaquismo. La homeopatía todavía sigue siendo ridiculizada por los que, aunque no niegan que «lo mismo puede curar lo mismo», dudan que la potencia de los remedios homeopáticos sea inversamente proporcional a la cantidad de sustancia activa que contienen. Y la reflexología, la presión aplicada en determinados puntos de las plantas de los pies, resulta sorprendente para muchos recién llegados a la medicina alternativa ya que la consideran una extraña forma de aliviar un dolor de espalda, un dolor por una úlcera de estómago o un eccema.

Lo más importante de las terapias alternativas es que se basan en una visión diferente de cómo funciona el cuerpo. La medicina convencional considera las enfermedades según un esquema de causa y efecto y, por ejemplo, trata la cistitis (la inflamación de la vejiga urinaria) con antibióticos para destruir las bacterias, y un resfriado de nariz con una aspirina para aliviar la fiebre y la inflamación. La medicina alternativa, en cambio, adopta una visión más amplia, es decir, holística, y atribuye la enfermedad a la alteración de la armonía global que en una persona existe entre cuerpo, mente y espíritu.

Las terapias alternativas pretenden descubrir la razón del desequilibrio y corregir la causa siempre que sea posible. Reconocen la existencia de la fuerza de la vida, que identifican con el principio que diferencia la materia viva de la materia no viva, y afirman que esta potencia depende de la armonía y de la constante cooperación de todas estas partes, físicas y etéreas, de las que estamos constituidos. Aunque la medicina convencional puede ofrecer tratamientos específicos, sobre todo fármacos, para la mayor parte de las enfermedades, las terapias alternativas, basadas en una filosofía más amplia, utilizan un número relativamente insignificante de técnicas correctivas.

El concepto de la fuerza de la vida y los fundamentos de las maniobras con que se restaura su potencia han sido el centro de las controversias que separan la medicina ortodoxa de la complementaria. A pesar del advenimiento de pruebas cada vez mayores que respaldan la realidad de la fuerza de la vida y el éxito logrado por los terapeutas complementarios en casos en los que ha fracasado la medicina convencional, la dicotomía sigue establecida firmemente. Los médicos que añaden la acupuntura a los tratamientos que ofrecen a sus pacientes tal vez no crean que ello libera los canales obstruidos (meridianos) por los que fluye la fuerza de la vida, pero la profesión médica en conjunto está prestando cada vez mayor atención a las pruebas científicas objetivas que respaldan la interdependencia de mente y cuerpo y los posibles efectos adversos del uno sobre el otro.

Los terapeutas alternativos atribuyen una gran importancia a los efectos de las emociones sobre el organismo humano, y los consejos desempeñan un papel importantísimo en muchas de sus terapias. Tradicionalmente, los médicos dedican menos tiempo a hablar y a escuchar que a extender recetas. Sin embargo, la investigación reciente ha demostrado que el sistema inmunológico de defensas —nuestro principal medio de protección frente a bacterias y virus, las modificaciones cancerosas de las células y el envejecimiento prematuro— está debilitado por el estrés, la ansiedad y la depresión, y que somos más susceptibles a las enfermedades infecciosas y al cáncer cuando nos sentimos tensos y desdichados de manera persistente.

A medida que la investigación demuestra la eficacia de las terapias alternativas, los médicos ortodoxos inevitablemente les prestan mayor atención y tratan de comprenderlas y aceptarlas. Muchos terapeutas complementarios comprenden la necesidad de sustentar las terapias que practican en una base más científica y disciplinada. Esto no significa, por ejemplo, que la reflexología carezca de veracidad porque su eficacia no puede demostrarse en condiciones de laboratorio, sino que reconoce el valor de los ensayos clínicos siempre que son aplicables así como la necesidad de establecer cursos de formación bien organizados para los futuros terapeutas.

Se ha demostrado que la mayor parte de las terapias alternativas son útiles en los casos de hipertensión, ya sea porque ayudan a disminuir la hipertensión en un sentido directo o porque combaten factores adversos tales como el estrés, las hiperlipemias, los síntomas de abstinencia del alcohol y el tabaco y un sobrepeso o una obesidad. Ya hemos revisado los métodos de relajación e hipnoterapia y en este capítulo final examinaremos qué pueden ofrecernos la naturopatía, la fitoterapia, la homeopatía y la acupuntura.

Naturopatía

La naturopatía es una forma completa y diferente de la medicina que se concentra en la capacidad inherente de autocuración y autorreparación de nuestro organismo. Su objetivo es crear las condiciones adecuadas para que esto tenga lugar. El término «naturopatía» se ha utilizado desde principios del siglo, aunque la filosofía que es la base del sistema y muchos de sus métodos se remontan como mínimo a 400 años antes de Cristo y ya eran practicados por Hipócrates.

Los tres principios básicos de la naturopatía son los siguientes:

1. Sólo la naturaleza cura. Lo hace mediante la fuerza de la vida, que restablece la armonía y el equilibrio siempre que lo hagamos posible.

2. La enfermedad es consecuencia de los intentos del organismo de eliminar los impedimentos del funcionamiento normal de sus tejidos y órganos. Estos impedimentos se clasifican en tres tipos: químicos, mecánicos y psicológicos.

Los problemas químicos hacen referencia a los aspectos de la bioquímica corporal, por ejemplo, una nutrición inadecuada, la eliminación ineficaz de los residuos a través de los intestinos, riñones, pulmones y piel.

Los problemas mecánicos responsables de la mala salud incluyen la rigidez articular, la debilidad o tensión muscular, la mala postura y la mala disposición de las vértebras, que conducen a enfermedades del sistema musculoesquelético y nervioso.

Las implicaciones de este último aspecto son amplias. La mala disposición de las vértebras puede afectar a la médula espinal, a los mensajes que ésta transmite entre el cerebro y el resto del cuerpo, y a los ganglios parasimpáticos y simpáticos o los centros nerviosos que controlan el sistema nervioso autónomo y, por ende, a factores como la contracción y dilatación de los vasos sanguíneos, la presión arterial, etcétera.

Los problemas psicológicos incluyen todos los posibles efectos adversos del estrés, la ansiedad o la depresión sobre el cuerpo y sus órganos.

3. El tercer principio de la naturopatía ya se ha explicado en la descripción sobre las principales diferencias entre la medicina ortodoxa y las terapias alternativas con respecto a la salud y a la enfermedad, es decir, que la enfermedad surge a partir de la falta de armonía entre el cuerpo, la mente y el espíritu y afecta a todo el cuerpo con independencia del hecho de que los síntomas manifiestos puedan sugerir que sólo un órgano está afectado.

La individualidad de cada persona se considera extraordinariamente importante y se cree que la naturaleza de dicha individualidad en parte es responsable de su salud. Cada uno de nosotros posee determinados puntos fuertes y puntos débiles y reacciona de forma diferente al estar sometido a tensión. Por esta razón, los naturópatas llevan a cabo una historia muy detallada del paciente y conceden una considerable importancia a los defectos hereditarios, a la posibilidad de un traumatismo preparto y al entorno del individuo.

Durante la consulta, después de hablar largamente con el paciente, éste se somete a un reconocimiento físico y a una serie de investigaciones bioquímicas, por ejemplo, de la orina, la sangre, el esputo (expectoración) y otras secreciones. Una vez que se obtiene el diagnóstico a partir de toda la información, el naturópata decide cómo puede ayudarse a sí mismo el propio paciente.

En el tratamiento de un paciente con hipertensión se concede especial importancia a la historia médica previa, a la salud o causas de la muerte de los padres y los familiares más próximos, al estado del corazón y el sistema circulatorio, función del sistema nervioso autónomo, al posible estrés actual o reciente, tensiones, problemas emocionales y hábitos sociales.

El tratamiento presta atención a la dieta y al control del peso, según lo explicado en el capítulo 5. El terapeuta dará consejos para abandonar el hábito tabáquico y moderar el consumo de alcohol y quizás enviará al paciente a un acupuntor o a un hipnoterapeuta si considera que aquél requiere una ayuda adicional. Muchos naturópatas defienden el ayuno como medio de tratamiento y pueden sugerírselo al paciente con su consentimiento, aunque siempre controlado por el terapeuta.

También se recomiendan técnicas de relajación y regímenes de ejercicio, quizá combinados con un masaje terapéutico. El terapeuta también aconseja sobre las malas posturas y cómo corregirlas. Los terapeutas con formación en osteopatía pueden tratar personalmente los problemas vertebrales o enviar al paciente a otros terapeutas.

Aunque los fármacos se consideran esencialmente toxinas indeseables, ningún naturópata experto aconsejará al paciente la suspensión de la medicación prescrita. Puede recomendarle plantas medicinales y suplementos dietéticos compatibles con el tratamiento actual, pero el objetivo de los naturópatas es tratar el cuerpo y encaminarlo a un estado de salud tal, que los fármacos lleguen a ser innecesarios o puedan utilizarse en dosis más pequeñas.

Fitoterapia

Al principio la fitoterapia resulta difícil de identificar con el concepto de medicina complementaria o alternativa ya que esta antigua forma de medicina ha dado lugar de una manera natural e imperceptible a la ciencia farmacéutica actual, por lo que resulta tentador considerarla simplemente como un precursor valioso pero anacrónico de la farmacología moderna.

Esta visión de la fitoterapia en realidad es injusta ya que es un arte que continúa floreciendo como una forma importante y significativa de medicina complementaria por derecho propio. No es necesario destacar aquí que la base de la fitoterapia debe buscarse en las primeras tentativas de combatir las enfermedades. Sin ninguna duda, la farmacia moderna está en deuda con la sabiduría y experiencia de los herboristas a lo largo de la historia, y es indiscutible que la fitoterapia ha continuado ofreciendo extraordinarios beneficios a los pacientes de todas las razas.

A nivel científico, las plantas medicinales pueden considerarse como una fuente de numerosas vitaminas, minerales y oligoelementos esenciales, necesarios para potenciar la salud y combatir las enfermedades. A nivel más general, las sustancias medicinales utilizadas por los terapeutas y obtenidas de las plantas vivas contienen una asombrosa variedad de ingredientes activos que coexisten en un estado armonioso y natural. De acuerdo con los herboristas, el estado de equilibrio inherente a las plantas medicinales es responsable de sus propiedades curativas.

Los herboristas médicos se forman un juicio de los síntomas del paciente, pero conceden mayor importancia a su estado general de equilibrio y armonía integrados. Su objetivo es identificar los desequilibrios subyacentes de los sistemas corporales y psicológicos, llegar a un diagnóstico y tratar a la persona como un todo restaurando su estado de equilibrio. Esto explica la razón de que puedan emplearse diferentes remedios para tratar la misma enfermedad en distintos pacientes; como otras terapias complementarias, el objetivo de la fitoterapia es tratar a la persona como un ser individual.

Los fitoterapeutas están en contra de la extracción de un único elemento activo de una planta medicinal. Consideran que esta estrategia puede conducir a la producción de efectos adversos, una opinión confirmada por muchos pacientes que han sido tratados con la medicina ortodoxa. Por ejemplo, la digoxina prescrita para la insuficiencia cardíaca puede provocar efectos adversos cuando se utiliza como un fármaco. En comparación, el extracto de digital (a partir del cual se elabora la digoxina) contiene una serie de ingredientes naturales que combaten la insuficiencia cardíaca, aunque, cuando un fitoterapeuta competente la prescribe con precaución, tiene menos tendencia a provocar reacciones adversas.

La gente puede utilizar las plantas medicinales como autotratamiento, y son remedios fácilmente disponibles pese a que deben tomarse de acuerdo con las instrucciones.

No son la panacea para todas las enfermedades como tampoco lo son las vitaminas, minerales y otros suplementos naturales; y, puesto que son lo suficientemente potentes para aliviar y a menudo curar las enfermedades, su utilización incorrecta puede provocar graves consecuencias.

Muchos fitoterapeutas destacan la importancia de consultar a un experto acerca de cualquier enfermedad, incluso la más leve. En el tratamiento de la hipertensión el primer objetivo ha de ser el problema subyacente de la constricción de los pequeños vasos sanguíneos, lo que se acompaña de consejos sobre los cambios del estilo de vida, disminución del estrés, ejercicio y dieta.

Los probables remedios para la hipertensión serían los que poseen un efecto vasodilatador, es decir, los capaces de relajar las paredes de los vasos sanguíneos periféricos, como las flores del tilo, el espino y el ajo, por su capacidad de mejorar la circulación y la oxigenación de los tejidos. Pueden recetarse combinados con plantas diuréticas como el perejil, apio, hojas de diente de león, zanahoria y espárragos silvestres, y relajantes naturales como el romero, la lavanda, la melisa, la manzanilla y el calamento. Con estas medidas a menudo pueden obtenerse disminuciones importantes de la presión arterial.

Homeopatía

La homeopatía es un sistema de medicina originado en la investigación del doctor Samuel Hahnemann, un médico y químico alemán del siglo XVIII. Dos factores primordiales motivaron su búsqueda de un método alternativo de tratamiento para sus pacientes. El primero fue la insatisfacción con la tendencia de la medicina ortodoxa a tratar los síntomas antes que a los pacientes como individuos. El segundo fue su rechazo de los bárbaros métodos de tratamiento que por aquella época estaban de moda. Las sangrías, purgas y los eméticos potentes (para provocar el vómito), estimulantes y sedantes estaban a la orden del día, junto con la cirugía, que todavía no conocía los beneficios de la anestesia y la higiene.

Como los naturópatas, Hahnemann consideraba que el cuerpo tenía una gran capacidad para curarse a sí mismo y consideraba los síntomas como una prueba de sus intentos para poner en práctica su capacidad de curación. En su famoso libro *Órgano de medicina racional* (1810) describió la fuerza vital que consideraba responsable del proceso de curación natural del organismo. También al igual que los naturópatas, estaba convencido de que la enfermedad era consecuencia de una falta de armonía interna y consideraba que el tratamiento debía tratar de restaurar el equilibrio entre los aspectos físicos, mentales y espirituales de la naturaleza humana.

Uno de los intereses de este médico fue la bioquímica. Utilizando una serie de remedios naturales derivados de animales, plantas y minerales y a sí mismo como cobaya, este médico redescubrió un principio de la medicina cuya validez se había reconocido desde la época de Hipócrates: el principio de que «lo mismo cura a lo mismo» (*similia similibus curantur*). Empezó a experimentar con los fármacos utilizados por aquel entonces, pero la diferencia es que, al autoadministrarse los fármacos, los utilizaba en una persona sana.

Descubrió que las sustancias que tomaba producían efectos semejantes a los síntomas que previsiblemente habría experimentado si hubiera sufrido la enfermedad en cuya curación se empleaban. La quinina, utilizada para el paludismo, fue el fármaco que eligió. Hahnemann tomó dosis considerables de quinina durante dos días y observó que sus extremidades estaban frías, que tenía sueño y estaba agotado, que la frecuencia de su pulso se aceleraba y que padecía palpitaciones. Se sentía ansioso, temblaba, tenía dolor de cabeza, sufría sofocos y tenía una sed extraordinaria. Al haber padecido previamente el paludismo, pudo confirmar que los efectos de la quinina se parecían mucho a los de la enfermedad.

Llegó a la conclusión de que la quinina dominaba la fiebre palúdica creando por sí misma fiebre y que los síntomas de la enfermedad no eran una prueba del paludismo en sí sino de la resistencia del organismo al paludismo. Recurriendo también a individuos voluntarios sanos para descubrir si este principio se confirmaba en otros casos, comprobó que un fármaco que provocaba determinados síntomas en personas sanas era el fármaco de elección para tratar aquellos síntomas cuando el paciente caía enfermo.

Al igual que la vacuna con una pequeña cantidad —por ejemplo, de toxoide tetánico— aumenta la producción de anticuerpos de nuestro sistema de defensas inmunológico dispuestos a luchar frente a una nueva invasión de la bacteria del tétanos, los remedios homeopáticos estimulan la capacidad de curación inherente a nuestro organismo. Este médico también descubrió que, cuanto más pequeña era la dosis, mayor era el efecto. Se han propuesto diversas teorías para justificar esta aparente anomalía, y la explicación parece guardar relación con el método utilizado en la preparación de los remedios.

Las «tinturas madre» —extractos alcohólicos de la planta, mineral u otra sustancia utilizada— se elaboran y diluyen repetidas veces (es decir, se trituran) 100 veces. La primera dilución se denomina 1C; la segunda, 2C, es una dilución de

100 veces de la primera, es decir, la tintura original diluida 10.000 veces. Después de cada dilución la preparación se agita enérgicamente con la mano o con la ayuda de una máquina. Se considera que este proceso «potencia» el remedio que se prepara, probablemente aumentando la energía molecular de la sustancia activa que contiene. Lo que el paciente recibe finalmente es la sustancia activa a una concentración muy baja pero en un estado de energía elevada.

Además de llevar a cabo una historia minuciosa, los homeópatas plantean diversas preguntas que pueden parecer irrelevantes. Es posible que deseen conocer si los síntomas son más molestos en la estación fría o cuando el paciente toma leche o si el paciente siente miedo a la oscuridad, los ruidos fuertes o las tormentas. También se atribuye mucha importancia a la personalidad, aspecto físico, color del cabello, color de la piel, etcétera. Los homeópatas necesitan esta información para que los remedios que utilizan se correspondan tanto como sea posible a la persona que tratan. Ésta es la razón de que los mismos síntomas —por ejemplo, estornudos, fiebre y dolor de garganta— en tres pacientes muy diferentes puedan ser tratados con diferentes remedios, escogidos en cada caso para adaptarse al individuo como un todo. De forma parecida, pueden seleccionar el mismo remedio para tratar síntomas muy diferentes en pacientes de tipos similares.

Los posibles remedios para un problema como la hipertensión son muy variados, pero pueden incluir Naja, para la insuficiencia cardíaca y las palpitaciones; Gelsemium, para el vértigo y el mareo; Tabacum, para el dolor de cabeza matutino; Lycopodium, para los tobillos hinchados asociados con la insuficiencia cardíaca; Pulsatilla, para contribuir a la disminución de peso; y Aconitum, Spongia, Hepar Sulphur o Calcárea Ostrearum, para la tensión y la ansiedad.

Al igual que las plantas medicinales, es preciso que un homeópata prescriba los remedios indicados para enfermedades graves como la hipertensión y estos remedios no deben utilizarse como un autotratamiento.

Acupuntura

Los orígenes de la acupuntura son dudosos pero existen pruebas de que se practicaba en China en el tercer milenio antes de Cristo. Huan Ti, que fue emperador de China y es conocido como el padre de la acupuntura, trabajó con su médico personal, Ch'i Po, para establecer los principios de la anatomía, la salud y la enfermedad en los que se basa este arte médico. Huan Ti describió sus descubrimientos en *Nei Ching*, el tratado de medicina interna del emperador oriental, un libro que siguió siendo la autoridad definitiva sobre el tema durante muchos siglos.

Al igual que otras formas de medicina holística, la acupuntura considera que la enfermedad es el resultado de una falta de armonía, en especial del bloqueo de la fuerza de la vida o *chi*, que se considera que atraviesa unas líneas invisibles o meridianos que recorren el cuerpo. Dos grandes elementos vitales denominados yin y yang, opuestos pero complementarios, permanecen en estado de equilibrio cuando una persona está sana, lo cual permite que el *chi* fluya libremente por las líneas meridianas. Pero, cuando el yin y el yang se desequilibran, la debilidad y el estrés inherentes, los efectos de las toxinas y otros factores adversos dan lugar a los síntomas de las enfermedades.

Yin y yang son elementos de todas las filosofías orientales tradicionales. Son polos opuestos, presentes en todas las cosas, como los principios masculino y femenino, el frío y el calor, la humedad y la sequedad, la dureza y la suavidad, dominación y receptividad, actividad y pasividad, positivo y negativo, luz y oscuridad, día y noche.

Como otros sistemas semejantes, el yin y el yang existen en un estado de equilibrio dinámico, como un todo coherente, y los elementos de cada principio fluctúan al mismo tiempo que el sistema completo permanece en estado de equilibrio. Cuando los factores adversos tales como los mencionados previamente afectan el estado de equilibrio, permitiendo que el yin o el yang prevalezca, se perciben sus efectos en la fuerza de la vida, y los organismos vivientes sufren.

El objetivo de un acupuntor es identificar el problema subyacente y tratarlo eliminando la obstrucción para liberar el flujo del *chi*, con lo cual se restaura la armonía y la salud. El acupuntor lleva a cabo una historia detallada, examina al paciente, considera los órganos relevantes según sus características yin y yang, determina las líneas meridianas afectadas y completa el diagnóstico tomando el pulso en cada muñeca, que es una empresa mucho más compleja que el examen del pulso de la medicina convencional.

El tratamiento consiste en la estimulación de determinados puntos de alta energía (los puntos de acupuntura) junto con las líneas meridianas, por medio de agujas, calor (moxibustión) o innovaciones modernas como la energía electromagnética, luz polarizada, láseres de baja potencia y diapasones de determinada frecuencia. Su efecto es desbloquear los meridianos obstruidos y restaurar el equilibrio armonioso del yin y el yang.

La acupuntura llegó a Europa en el siglo XVII, cuando los misioneros procedentes de China hablaron de esta terapia a su regreso a Occidente. A partir del gran interés por las medicinas alternativas en la década de los 60 y los 70, la acupuntura empezó a ser una terapia alternativa practicada y muy conocida.

Sus frecuentes éxitos motivaron una notable controversia. Al principio, la mayoría de los médicos ortodoxos eran escépticos y atribuían la curación a la bien conocida panacea de muchas enfermedades, es decir, el efecto placebo, pero más tarde se llevaron a cabo ensayos en individuos voluntarios, en condiciones científicamente controladas y una serie de pruebas considerables respaldaron la existencia de las líneas meridianas y de los puntos de acupuntura.

La acupuntura se practica en la mayoría de los países y en general para ejercerla es necesario un título de especialista. No todos los médicos están de acuerdo con la filosofía china básica relacionada con el *chi*, el yin y el yang, pero los resultados de esta terapia continúan justificando la popularidad creciente de esta forma de medicina alternativa.

La acupuntura puede ayudar a los hipertensos, aunque los efectos beneficiosos a menudo requieren suplementos de sesiones de tratamiento si se desea mantener los efectos. Asimismo, puede ayudar a aliviar los síntomas de abstinencia del tabaquismo y el alcohol, y ha permitido a muchos fumadores empedernidos abandonar el hábito. Sin ninguna duda, la acupuntura posee un efecto armonizante y energizante sobre la mente y el cuerpo y puede ayudar a luchar contra las compulsiones alimentarias de las personas obesas así como aliviar la ansiedad y la tensión.

Salud y calidad de vida

1. Los ataques de pánico
   Christine Ingham

2. La hipertensión
   Caroline Shreeve

De próxima publicación:

3. La psoriasis
   Sandra Gibbons